山本太郎
Taro Yamamoto

新型インフルエンザ

世界がふるえる日

岩波新書
1035

目　次

目次

目次

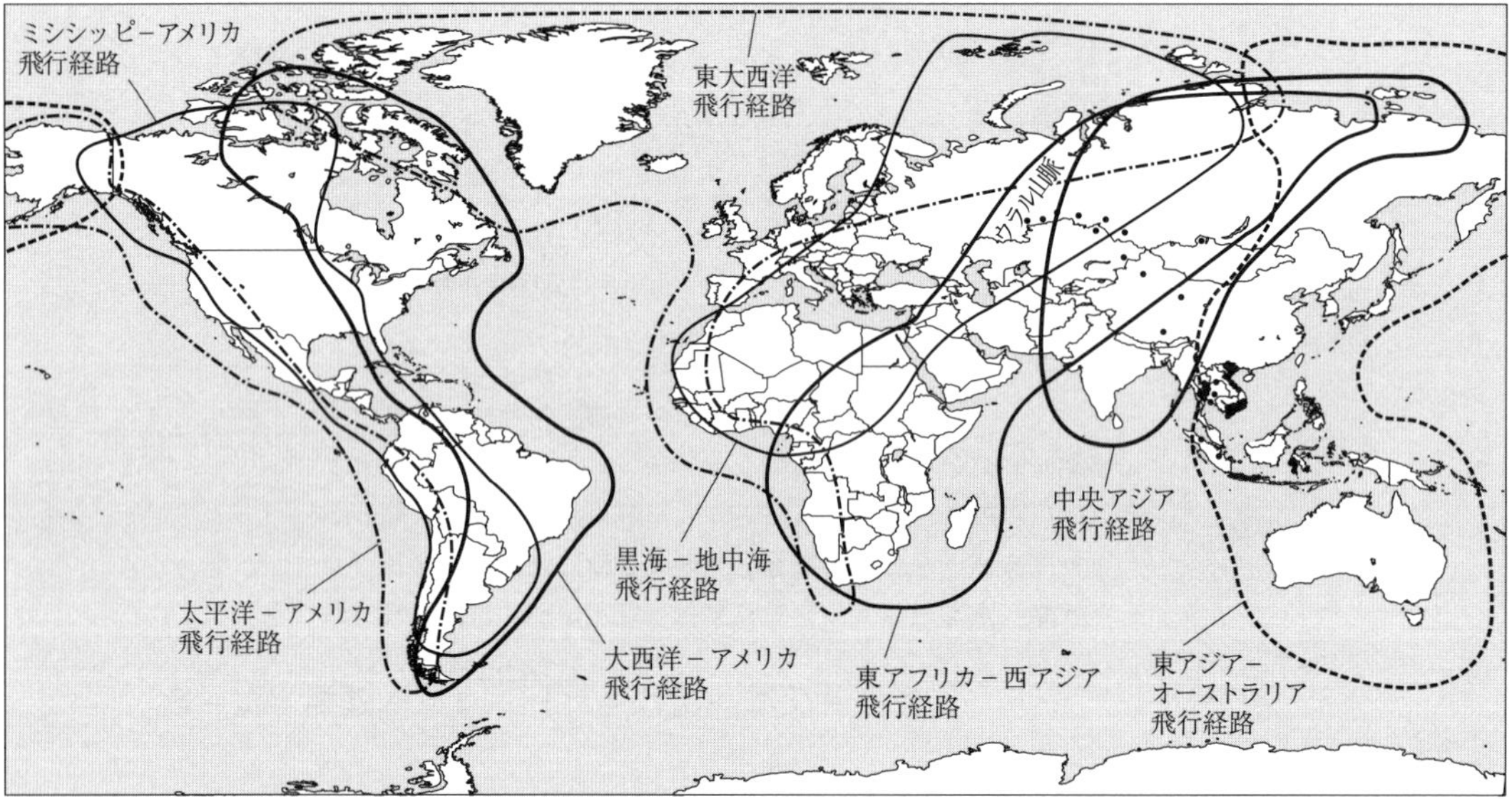

出典）国連食糧農業機関（FAO）資料より作成　　(•)は H5N1 の発生地

鳥インフルエンザ(H5N1)の発生地(2005 年)と渡り鳥の飛行経路

プロローグ
―渡り鳥の死―

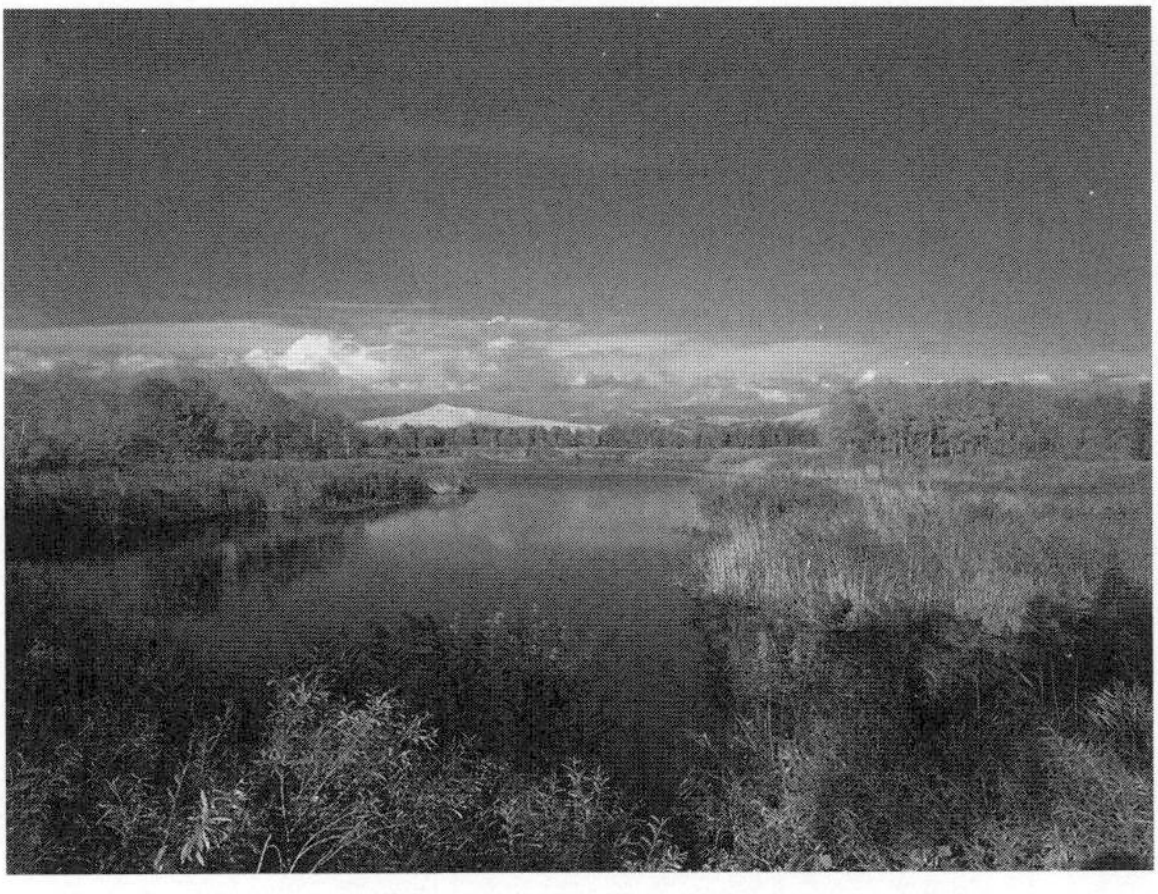

「天空のサファイア」と呼ばれる青海湖(©IPS)

鳥類が生まれたのは
大昔のこと
人類よりずっと前だ

彼らは恐竜の頭上を飛び
大陸の移動や海が
干上がる様や
氷河の発達を
空から眺めた
熱帯の楽園が
砂漠に変わり
荒れた凍土が
緑野になるのも見た

プロローグ

その数千万年後
哺乳類が
後ろ足で立つのを見た
あっという間に人類は
地球を変えた

鳥たちにとって
渡りは厳しくなるものの――
それでも年二回
大地と空を横切る

冬は餌を求めて
極寒の地を渡り
暖かくなると

広大な誕生の地に戻っていく
果てしない夏を求めるかのように
彼らの翼は
空と陸と海を制した
彼らの冒険物語は
我々に夢を与えてくれるが
その全容はまだ謎に包まれている

（『WATARIDORI——もうひとつの物語』）

ジャック・ペラン監督により制作されたドキュメンタリー映画『WATARIDORI——もうひとつの物語』の冒頭の一節である。

世界中を飛翔する渡り鳥たちは、どのようなルートをたどり、どのような経験を重ね、厳しい自然界を生き抜くのか。この映画は渡り鳥の神秘を克明に描いている。

鳥たちは、大草原を越え、海を越え、厳しい冬を乗り越え、北へ南へ飛翔していく。本書もまた渡り鳥たちの物語から始まる。

＊

中国西北地区に位置する青海省。

もう一つのシルクロードと呼ばれる「青海の道」は省都西寧から青蔵高原を抜け、アルティン山脈を越え、タクラマカン砂漠に至る。標高は三〇〇〇メートルを超え、夏でも雪をいただく急峻な峰々が天高くそびえ雲を突く。その姿は見る者を圧倒する。

そんな地にある青海湖は、その美しさから「天空のサファイア」と呼ばれている。

ここはチベット族の聖地であると同時に渡り鳥たちの聖地でもある。毎年多くの渡り鳥たちが、この湖で羽を休め、あるときは北から南へ、またあるときは南から北へと渡っていく。

その年も青海湖に多くの渡り鳥たちが姿を見せた。ただ、いつもの年と違うこともあった。

その年に限って、春が来ても渡り鳥たちは北へと飛び立とうとしなかったのである。

自然とともに暮らし、季節の移ろいを暦とする遊牧民たちは、いつもの年と違う渡り鳥たちのようすに微かな胸騒ぎを覚えた。

人々はささやきあった。

「何かよくないことが起ころうとしているのかもしれない……」

＊

同じ頃、香港から一つの情報がインターネットを通して世界へ発信された。

「中国西北地区青海省において五万羽以上の水鳥の死亡が確認された。水鳥死亡の原因は新型インフルエンザの流行によるものであり、ウイルスが出現した地域としては中国南部が疑わしい」

ガンやカモといった水鳥たちは体内にインフルエンザウイルスを持っていることが多い。しかし通常、そのウイルスが水鳥に病気を発症させることはない。まして宿主である水鳥たちを殺すことなど。

インフルエンザウイルスは長く水鳥と共生し、気の遠くなるような歴史を生き延びてきた。そんなインフルエンザウイルスは、自らの揺籃(ゆりかご)である水鳥を殺し、いったいどこへ向かおうとしているのだろうか——。

第1章
いま私たちの住む世界
―「適切な危機感」を共有するために―

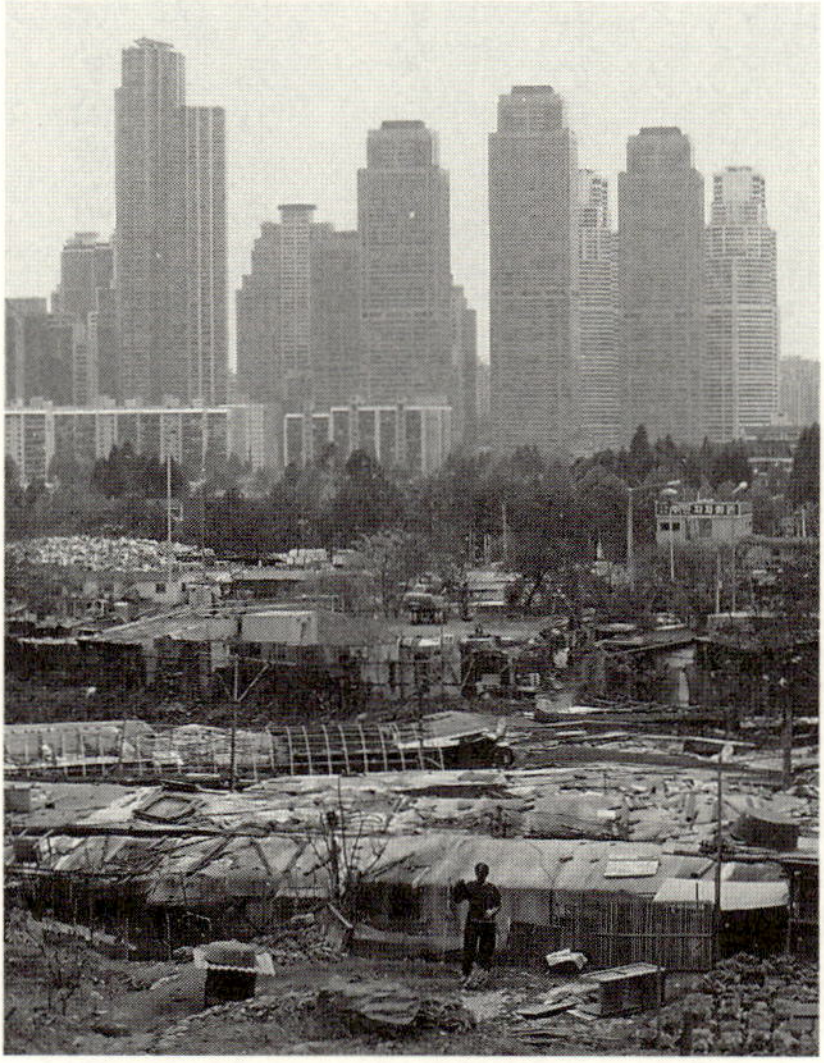

ダンボールでつくられた家々の向こうに
建ち並ぶ摩天楼群（©AP/WWP）

緊急事態発生

二〇〇五年一〇月、『ハーバード大学公衆衛生レビュー』誌に新型インフルエンザに関する興味深い記事が掲載された。執筆者は同大学公衆衛生大学院長バリー・ブルームである。少し長くなるが、いま私たちが直面している状況の理解に役立つので紹介したい。

〈以下のような感染症の流行があなたの暮らす町で起こったとしよう。

九月一二日：風邪のような症状の患者が一例発生する
九月一八日：患者数は六〇〇〇人に達す
九月二四日：患者数は一万二〇〇〇人に達し、七〇〇人の死亡が確認される
六カ月後　：人口の二五パーセントが感染し、人口の二パーセントが死亡する
一年後　　：ウイルスは世界を席巻し、四〇〇〇万－五〇〇〇万人が死亡する

実をいえば、これは架空の話ではない。一九一八年にアメリカのマサチューセッツ州で実際に起こったインフルエンザ流行の話なのである。

異なるタイプのインフルエンザウイルスがアジアで発生し、世界へ広がる。インフルエンザが主としてアジアで発生する理由として、ヒトとトリと家畜が極めて近い距離で暮らしていることが挙げられる。

いま、世界では八七のＷＨＯ（世界保健機関）研究協力機関がインフルエンザウイルスの収集保存を行っている。そのなかから毎年三つの最も流行しそうなウイルスが選ばれ[1]、製薬会社によるワクチン製造が開始される。こうして製造されたワクチンは人々をインフルエンザから守ることに貢献している。というのも、毎年新しく現われるインフルエンザウイルスは通常、過去に流行したウイルスと遺伝子レベルで共通する部分を有しており、そのため完全ではないが、流行が予想されるウイルスにも免疫を付与することができるからである。しかしそれでもアメリカでは毎年約三万六〇〇〇人が、また日本では約一万人がインフルエンザで亡くなっている。

現在世界中で、毎年約二億六〇〇〇万回分のワクチンが製造されていると推測されているが、それでもこの数は約六五億の世界人口全体で見れば四パーセントを満たすに過ぎない。二〇〇四年時点のアメリカでは、たった二つの企業がインフルエンザワクチンを供給しているだけであった。そのうちの一つが安全基準を満たすことができなかったため、アメリカはワクチン不足という事態に陥ることになった。その結果、希望した全ての人にワクチンを届けることができなかった。だが、その後海外から急遽ワクチンを輸入できたこと、また幸いインフルエンザ流行が穏やかであったため、アメリカはその年を越すことができた。

近年、鳥インフルエンザウイルスと呼ばれる新たな亜型のインフルエンザウイルス（H5N1亜型。以下、「亜型」は省略）がアジアを中心に出現している。このウイルスに対して私たち人類は免疫を持っていない。これまでに、ベトナム、タイ、ラオス、カンボジア、中国、韓国、ルーマニア、トルコといった国々で一五〇〇万羽以上のニワトリが鳥インフルエンザの犠牲になった。そして二〇〇五年の四月中旬までに、それらの地域での鳥インフルエンザは八〇人に感染し、五〇人の死亡者を出した(2)。少なくとも一例の感染に関してはヒトからヒトへの感染が強く疑われている。

一方、世界全体で四〇〇〇万―五〇〇〇万人の死者を出した一九一八年のインフルエンザの世界的流行時でさえ、インフルエンザウイルスの感染力は二〇〇三年に流行した新型肺炎ＳＡＲＳ（重症急性呼吸器症候群）より低かったという説さえある。問題は感染からインフルエンザ発症までの期間が極めて短期間であるため、公衆衛生的対応が間に合わないことにあったのである〉

過去からの「贈り物」？

前記の記事と同じ頃、正確にいえば、二〇〇五年一〇月六日号の科学雑誌『ネイチャー』に一編の論文が掲載された。

「一九一八年のインフルエンザウイルス・ポリメラーゼ遺伝子の特徴描写」と題するその論文は、過去からの「贈り物」とも、過去からの亡霊ともいえる内容を含んだもので、研究者たちが、一九一八年に世界的大流行を引き起こしたインフルエンザウイルス（通称「スペイン風邪」）の全遺伝子の解読に成功したことを報告するものであった。

研究者たちは、インフルエンザの犠牲となり、アラスカの永久凍土に埋葬された人の肺組織からウイルスの遺伝子断片を回収し、最新の遺伝子操作技術を駆使することによって遺伝子を復元・増幅し、解読を行うことに成功したのである。この話を聞いて、世界中で大ヒットした映画『ジュラシック・パーク』（スティーヴン・スピルバーグ監督、一九九三年制作）を思い浮かべる人もいるかもしれない。このプロジェクトを成功に導いたのは、米国疾病予防管理センター（ＣＤＣ）と米陸軍病理学研究所（ＡＦＩＰ）の研究者たちからなるチームであった。一九九五年から行われていたこの研究は、合計で八本あるインフルエンザウイルスの全遺伝子のうち、三本の遺伝子の解読を残すのみとなっていた。そしてこのたび、研究者たちは、その残された遺伝子の解読に成功したというのである。

一連の研究は二つの意味において画期的（エポックメーキング）なものであった。第一に、ウイルスの全遺伝子が解読されたことにより、一九一八年当時のウイルスと現存するインフルエンザウイルスの比較が可能になったこと。第二に、全遺伝子が再生・復元されたことによって、当時流行したインフルエンザウイルスそのものを再現することが可能になったことである。そして解読の結果、次のような事実が明らかになった。

一九一八年に世界的流行を引き起こしたインフルエンザウイルスは、その祖先と考えられる鳥インフルエンザウイルスと比較して、ウイルスの複製に必要な遺伝子の一部（アミノ酸配列で一〇個程度）が置き換わっただけだったというのである。しかもこの復元されたインフルエンザウイルスの細胞受容体結合部分はトリ型のままであり、ヒト型には変化していなかったという。これは、鳥インフルエンザウイルスが容易にヒト型には変化しないというそれまでの通とが一連の研究によって証明されたのである。

いまでこそ、鳥インフルエンザウイルスがヒトに感染し、ヒトを死亡させることがあるということはよく知られた事実であるが、一九九〇年代半ばまで、鳥インフルエンザウイルスがヒトに感染し、ヒトを死亡させることがあるとは専門家の間ですら想像もされていなかったことなのである。だからこそ、一九九七年に香港で鳥インフルエンザウイルスがヒトに感染し、ヒトを死亡させたという事実が明らかになったとき、専門家たちは大きな衝撃を受けたのである。その衝撃がいかに大きなものであったかについて、東京大学医科学研究所の河岡義裕氏は〈インフルエンザ研究の歴史に新たなページが加わった〉と述べている(『インフルエンザ危機(クライシス)』)。

一方、二〇〇五年一〇月七日号の科学雑誌『サイエンス』には『ネイチャー』の論文を補足するような記事が掲載された。「復元されたインフルエンザウイルスは、一九一八年のパンデミック・インフルエンザの秘密を明らかにする」と題されたその刺激的な記事は、研究者たちが地球上から姿を消していたインフルエンザウイルスの復元に成功したことを伝えたうえで、復元されたウイルスが予想通り毒性の強いウイルスであったことを伝えていた。

実験は復元されたインフルエンザウイルスとマウスを使って行われた。ウイルスをマウスに感染させたところ、マウスは重症肺炎を併発し、短期間に死んだという。一九一八年に世界的流行を引き起こしたウイルスは、これまでに知られているインフルエンザウイルスに比べ、明らかに強い毒性を示したのである。この実験によって、当時のインフルエンザが毒性の強いウイルスによって引き起こされたという仮説が科学的に証明されたことになる。

このことは次のような当時の記録とも一致する。

〈肺の状態は、細菌感染症の際に見られる通常の気管支肺炎とはまったく異なっていた。通常、肺は体から切り離された状態では、しぼんだ風船のようになる。しかし、二人の子どもの肺は空気ではなく、血液と体液そして白血球やマクロファージの死骸などでパンパンに膨らんだ状態だった。肺は免疫システムの主戦場だった、とでも言えばいいのか……。まったく二〇年も病理解剖に携わってきたが、こんな経験は初めてのことだった〉

〈驚くべきことに、昨日まで元気だった兵士が風邪症状を訴えたかと思えば、二四時間後には死亡している〉

（*The Great Influenza*）

今後、復元されたウイルスがなぜそれほどまでに毒性の強いウイルスだったのか、その原因解明が行われるに違いない。ところで、ウイルスの毒性については、現在の私たちをさらに不安にさせる事実が明らかになってきている。

一九一八年当時に流行したインフルエンザウイルスの祖先と考えられるウイルスは、トリに対して弱毒性であったが、現在アジアを中心に流行している鳥インフルエンザウイルス（H５N１）は明らかにトリに対して強毒性であるという事実である。本来、インフルエンザウイルスによって死ぬことのない水鳥たちが、鳥インフルエンザウイルス（H５N１）によって死んでいることからも、その事実は明らかである。そんなウイルスがヒト型へ変化した場合、一九一八年当時のウイルス以上にヒトに対して強毒性となる可能性がある。

当時のインフルエンザとの比較に関していえば、最近もう一つの事実が明らかになった。WHOは、二〇〇六年六月三〇日付の『疫学週報』で、二〇〇三年一二月から二〇〇六年四月にかけて、ベトナム、タイ、インドネシア、中国を含む九カ国で鳥インフルエンザウイルス（H５N１）に感染したと確認された二〇三人の致死率を、年代別に分析した結果を報告した。分析の結果、明らかになったことは、現在流行している鳥インフルエンザ（H５N１）と一九一八年当時に流行したインフルエンザの年代別死亡パターンが類似しているということであった。鳥インフルエンザ（H５N１）による致死率は、感染者全体でみれば五六パーセントであったが、年代別では一〇―一九歳が最も高く七三パーセント、五〇歳以上が最低で一八パーセントとなっていた。季節性に流行する通常のインフルエンザで高齢者の致死率が高くなるのとは対照的に、鳥インフルエンザ（H5N1）では若年者や四〇歳未満の成人の致死率が高いことが明らかになったのである。これは、青年、壮年に致死率の高かった一九一八年当時のインフルエンザの死亡パターンと一致する。この事実から直接的に鳥インフルエンザ（H5N1）が強毒性であるという結果を導くことはできないが、歴史上最悪の被害をもたらしたといわれるインフルエンザとの、こうした類似は決してよい知らせとはいえない。

現在アジアで流行している鳥インフルエンザウイルスのなかでも、すでに遺伝子レベルでの変異が起こっているという報告もある。もし私たちがこうした将来の脅威に対して何ら必要な備えをしなければ、歴史は悲劇をともなって繰り返されることになる。そしてまさにいま、そうした瞬間に私たちは立ち会っているのかもしれない。

渡り鳥コネクション

一九九七年、香港の家禽（ニワトリ）の間で鳥インフルエンザ（H5N1）の流行が報告されて以降、多くの国から鳥インフルエンザの流行が報告されている。

なかでもアジア諸国における状況は深刻で、たとえば二〇〇五年九月に国家緊急事態宣言が出されたインドネシアでは、全三三州のうち四分の三以上の州で鳥インフルエンザの発生が報告されている。一三億羽と推定されるニワトリのうち、少なくとも八〇〇〇万羽がすでにウイルスに感染しており、その数は現在も増加しているといわれている。しかも流行はニワトリだけにとどまらない。

インドネシア農業省畜産総局家畜保健局の調査によれば、ジャカルタにあるラグナン動物園で飼育されていたニワトリ以外の鳥類からも鳥インフルエンザウイルスが分離されたという。このことは、ニワトリだけでなく、インドネシア国内の鳥類に広く鳥インフルエンザが流行している可能性を示唆するものであった。ウイルスがインドネシアの風土のなかにしっかりと根を下ろした可能性を強く疑わせるものである。これは何もインドネシアに限ったことではない。専門家たちの間では、ベトナムや中国南部でも鳥インフルエンザウイルスがその風土のなかに土着した可能性が高いといわれているのである。

こうして国や地域に土着化した鳥インフルエンザウイルスは、渡り鳥を介して世界中へ広がっていく。事実、二〇〇五年一〇月時点ですでに、カザフスタンやシベリアといった渡り鳥たちの誕生の地で、水鳥たちに鳥インフルエンザウイルスの感染が確認されている。当時多くの人が、鳥インフルエンザウイルスが世界中へ広がることを防ぐ術はなくなったかもしれないと考えたのも無理のない話だった。

本書冒頭に掲載した地図(iv頁)は、渡り鳥の飛行経路と、当時、鳥インフルエンザが確認された場所とを同時に示したものである。この地図から明らかなように、シベリアで誕生した渡り鳥たちはまさに世界を自らの住処とし、北から南へあるいは南から北へと移動を続けている。ひとたびシベリアの渡り鳥たちにウイルスが持ち込まれれば、南は遠く何千キロも離れたオーストラリア、ニュージーランドへ、あるいは標高八〇〇〇メートルのヒマラヤ山脈を越えてインド、スリランカへ、さらには中央アジアの砂漠地帯を横断しアフリカへと、ウイルスは広がっていく。この一枚の地図は私たちにその事実を教えてくれる。

意外なことに、インフルエンザウイルスはヒトでは肺や気管支といった呼吸器に感染するが、渡り鳥では腸管に感染し、そこで増殖する。渡り鳥たちが湖沼で羽を休めるとき、インフルエンザウイルスは糞便を通して水中に放出される。そしてウイルスは渡り鳥たちが餌をついばみ、水を飲む機会を利用して、他の渡り鳥へと感染していくのである。こうしてインフルエンザウイルスの渡り鳥コネクションができあがり、渡り鳥の飛来を通して世界中へウイルスが拡散していくことになる。

一方、トリからヒトへの感染をみると、アジアではすでに二〇〇人を超える感染者が報告され、その数はなお増加しつつある。多くのニワトリが裏庭で飼育されているインドネシアやラオス、カンボジア、中国などの国々では、ヒトとトリが背中を接して暮らしている。それだけに、トリとヒトとの接触機会は多い。

鳥インフルエンザが土着化したアジアから世界へ広がり、ヒトとトリが背中合わせで暮らす社会で、種を越えた偶発的な感染を引き起こす。そうした偶発的な感染は、一方でウイルスがヒトへ適応する機会を提供する。鳥インフルエンザウイルスがトリのなかで、あるいはヒトのなかで変異し、ヒトに適応したとき、私たちの前に現われる事態はどのようなものなのだろうか。次はそのことについて考えてみたい。

鳥インフルエンザウイルスがヒトに適応したとき

二〇〇六年八月現在、鳥インフルエンザによる感染者数、死亡者数は増加を続けており、また感染者のなかに占める死亡者の割合も依然高率である。二〇〇六年八月時点で、致死率は五〇パーセントを超える。[3]一般に流行初期には致死率が高い傾向にあるものの、この数字はインフルエンザウイルスとしては極めて高い。たとえば、五〇パーセントの致死率をもつインフルエンザウイルスが実際に流行したとすれば、どのような事態が引き起こされるか考えてみてほしい。しかもそのウイルスがこれまでに流行したことのない新型インフルエンザウイルスだとしたら――。

専門家たちによれば、一般的にそれまでにヒト社会で流行したことがなく、それゆえ人々が免疫を持たない新型インフルエンザ[4]がヒト社会に出現した場合、感染者数は天文学的数字になるという。世界人口の四分の一から半数程度がインフルエンザに感染するだろうともいわれている。過去、ヒト社会に出現した新型インフルエンザの場合もそうだった。たとえば、一九一八年の場合、世界人口の四分の一がインフルエンザに感染したといわれている(一説には世界人口の半数が感染したという推測もある)。当時、一八億とも二〇億ともいわれた人口を基に計算すれば、推計感染者数は人口の四分の一として四億五〇〇〇万―五億人、半数と仮定すれば九億―一〇億人となる。

現在、私たちが暮らす世界にこうした状況を当てはめてみると、どのような計算が成り立つだろう。現在の世界人口を約六五億人とすると、新型インフルエンザによる感染者数は、人口の四分の一の場合約一六億人、半数の場合であれば約三二・五億人となる。致死率を五〇パーセントとすると、予測死亡者数は八億―一六億人となる。実際の致死率がその半分であったとしても、四億人から八億人近い死者がでることになる。

一九一八年の死亡者数は、四〇〇〇万人、あるいは近年研究の進んだアフリカ大陸やインドといった国々の死亡者数も考慮すれば一億人とも推計されている。推定致死率は約一〇パーセントという計算になる。この推定致死率を予測感染者数に当てはめてみれば、予測される死亡者数は一億六〇〇〇万―三億二〇〇〇万人となる。

二〇〇五年一〇月、WHOから国連へ出向し、国連のインフルエンザ調整官として働いているD・ナバロ博士は、こうした推計と現在の医療水準を考慮することにより、いまアジアを中心に流行している鳥インフルエンザウイルスがヒトに適応し、新型インフルエンザウイルスがヒト社会に出現した場合の予測死亡者数を五〇〇万―一億五〇〇〇万人と発表した。

ここから先の話は誰にもわからない。死亡者数をどれほど低く抑えることができるかは、私たちの社会がこうした危機に対し、どれだけ事前の「備え」をすることができるかにかかっている。

ただ一つ確実なことは、次に現われる新型インフルエンザがここで述べた強毒性のウイルスによって引き起こされるかどうかは別として、新型インフルエンザの世界的流行はいつか必ず起こるということである。過去の歴史が、新型インフルエンザの出現を予言しているのである。

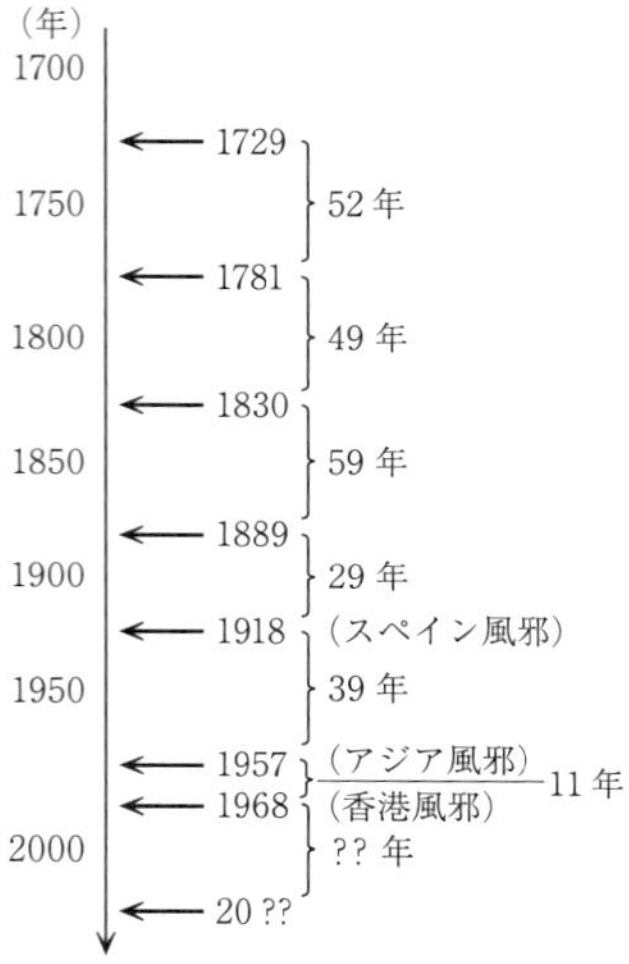

図1-1　新型インフルエンザの歴史

世界的流行は周期的に出現する

インフルエンザについての記録は、古く紀元前五世紀頃のギリシアに遡ることができるという。その後、散発的な記録も散見されるが、インフルエンザ流行についての記録が本格的に現われるのは一八世紀に入ってからのことになる。この頃になると、記録の質も量も飛躍的に向上し増加する。過去の感染者数の推測も可能となり、インフルエンザが地域的流行(エピデミック)であったか世界的流行(パンデミック)であったかといった議論を行うことさえできるようになる。

そうした議論を踏まえ、一八世紀以降のインフルエンザの世界的流行を経年的に見ていくと図1-1のようになる。この図によれば、一七〇〇年以降三〇〇年間にわたってインフルエンザの世界的流行が七回起こったことがわかる。平均すると、インフルエンザの世界的流行は約四〇－五〇年周期で起こってきたことになる。そして現在はというと、最後のインフルエンザの世界的流行から、四〇年が経過しようとしている。

さらに詳しく図１－１を見ていくと、一八八九年以前に起こったインフルエンザの世界的流行の周期が平均で五三・三年であるのに対し、一八八九年以降では、その周期は平均で二六・三年と明らかに短くなってきていることもわかる。世界人口の増加と都市化による人口密集度の増加や、食生活の近代化、それにともなう家畜飼育の質的変化と量的増大(家畜革命)といった要因が流行周期の短縮に影響を与えている可能性が高い。流行の周期性からみる限り、インフルエンザの世界的流行はいつ起こってもおかしくない状況にある。つまり問題は、起こるか起こらないかではなく、インフルエンザの世界的流行が、いつ、どのように、しかもどのようなウイルスによって引き起こされるかにあるのである。

世界的流行は新型ウイルスが引き起こす

インフルエンザには、世界的流行と季節性流行の二種類の流行がある。世界的流行とは、世界中の人々がインフルエンザに感染し世界的規模で被害が発生する流行を指すのに対し、季節性の流行とは毎年冬になると見られるインフルエンザの流行を指す。

「今年もインフルエンザの季節になりましたなぁ」などというときの流行は季節性の流行ということになる。二つの流行の最も大きな違いは、人々がインフルエンザに対して感染防御免疫を持っているかいないかにある。季節性のインフルエンザ流行の場合、人々が部分的にではあれ、流行するウイルスに対し感染防御免疫を有しているのに対し、世界的流行の場合は、誰一人としてこうした免疫を持っていない。逆の言い方をすれば、そうした状況下で流行が発生すると、インフルエンザは世界的に流行するということになる。

こうした違いは、流行を引き起こすインフルエンザウイルスの発生機序が異なることによってもたらされる。季節性の流行が、現存するインフルエンザウイルス遺伝子の部分的変異によって引き起こされるのに対し、インフルエンザの世界的流行は遺伝子の組み合わせが大きく変化した結果生み出される新型ウイルスによって引き起こされる。この点について、感染防御免疫の視点からもう少し詳しく見ていくことにしたい。

たとえば、ある年のインフルエンザが、昨年、一昨年に流行したインフルエンザウイルスと全く同じウイルスによって引き起こされるとすれば、過去にそのウイルスに感染した人が新たにインフルエンザに感染することはない。そうした人々は過去のインフルエンザウイルスに対してすでに感染防御免疫を獲得しているからである。こうした感染防御免疫がどの程度の期間持続するかについては議論があるところであるが、かなり長い期間にわたって維持されると考えられている。

話を戻すと、インフルエンザウイルスが過去に感染した人に再度感染するためには、ウイルス自身が何らかの変化をし、ヒトの免疫機構から逸脱しなければならない。専門的な言葉でいえば、こうしたウイルスの変化を「抗原性の変異」という。そうした抗原性の変異が僅かでもあれば、ウイルスは免疫機構から一部逸脱し、人々に感染することはできるが、一方で人々は以前の感染によって獲得した免疫によって変異したウイルスから守られることにもなる。結果、人々は感染したとしても軽微な症状で発症するか、あるいは無症状のまま経過するということになる。

一方、ウイルス側の変化が大きく抗原性が過去のインフルエンザウイルスと全く異なる新型ウイルスが現われたとしたらどうだろう。そうした新型ウイルスに対し感染防御免疫を持っている人はこの地球上に存在しない。その時、インフルエンザの世界的流行が引き起こされることになるのである。

こうした新型インフルエンザは、二〇世紀以降だけでみても、三回出現している。

一九一八年から流行が始まり、少なくとも四〇〇〇万人以上の死者を出したといわれる「ス

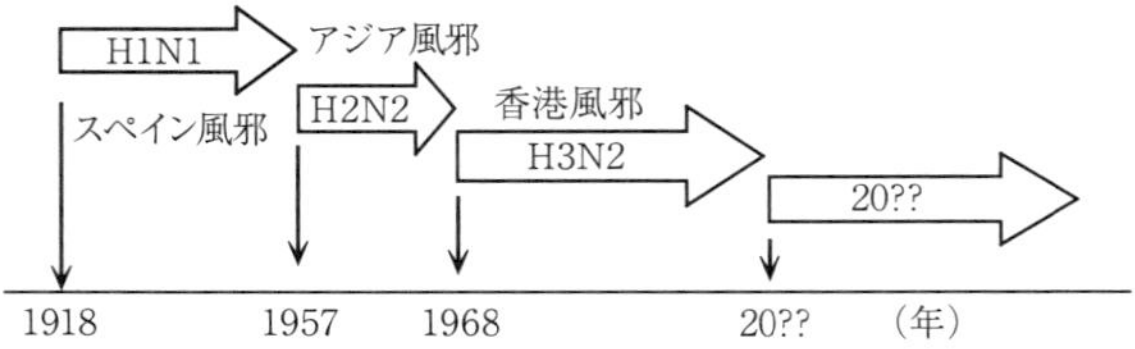

図 1-2　20世紀に出現した新型インフルエンザウイルスの系譜

ペイン風邪」はH1N1インフルエンザウイルスによって引き起こされた。一九五七年から始まり、約二〇〇万人の死者を出した「アジア風邪」はH2N2インフルエンザウイルスによって、一九六八年から始まり、約一〇〇万人の死者を出した「香港風邪」はH3N2インフルエンザウイルスによって、それぞれ引き起こされている。図1－2にそうした新型インフルエンザウイルスの系譜をまとめてみた。

図1－2からもわかるように、新型インフルエンザウイルスの出現は、それまで季節性の流行を繰り返してきた旧型インフルエンザウイルスに、新型ウイルスが取って代わることを意味している。そして新しく出現した新型インフルエンザは、次の新型インフルエンザに取って代わられるまで、小さな変異を繰り返しながら季節性の流行を起こしていくのである。まるで新たな文明が古い文明に取って代わる「文明の興亡」のような興亡がウイルスの世界でも起こっているのである。ヒトの世にも似たウイルスの盛衰の不思議さに驚かされる。

しかし考えてみれば、こうしたウイルスの興亡が起こること自体、不思議でもなんでもないのかもしれない。もしインフルエンザの世界で、新型ウイルスによる世代交代が起こらなかったとするとどうだろう。旧来のウイルスは小さな変異を繰り返したとしても、やがて全ての人が感染防御免疫を獲得することになる。結果、ウイルスは宿主を失い自らも消滅する運命をたどる。大きな抗原性変異による新型ウイルスの誕生は、そうした運命を避けるために、インフルエンザウイルスが生み出した生き残りのための戦略といえなくはないだろうか。

事実、インフルエンザウイルスは「シフト」と呼ばれる「抗原不連続性変異」と「ドリフト」と呼ばれる「抗原連続性変異」の二つの仕組みを使って、自らの抗原性を変化させている。ドリフトがウイルス遺伝子配列の変化による小さな抗原性変異を指すのに対し、シフトとは、ウイルス遺伝子の再集合によって引き起こされる大きな抗原性変異を指す。[5]

そして新型インフルエンザウイルスはシフトにより出現することが知られている。

シフトとドリフト

インフルエンザウイルスには、内部蛋白(たんぱく)の違いによりA型、B型、C型の三種類のウイルスが存在する。この違いをタイプ(型)という。感染した後の症状の重篤性で見てみると、C型は軽い風邪症状を、B型は季節性のインフルエンザを起こす。季節性の流行も起こすが、周期的に世界的大流行も起こすという意味で問題となるのはA型インフルエンザウイルスである。ここでは世界的大流行を起こすA型インフルエンザウイルスを例にとって、シフトとドリフトについて説明する。

A型インフルエンザウイルスは、ウイルス表面にHA（ヘマグルチニン）とNA（ノイラミニダーゼ）と呼ばれる二つの蛋白を有している（図3－1、101頁参照）。ともにウイルスの抗原性を規定する蛋白として知られている。A型インフルエンザウイルスは、HAにH1-H16の一六種類のサブタイプ（亜型）を、NAにN1-N9の九種類のサブタイプを持つ。

シフトとは、遺伝子再集合という仕組みを利用することにより、ウイルスが、これまで流行していたHA亜型とNA亜型とは異なる亜型を獲得する事象を指す。たとえば、H1N1亜型とH9N9亜型のインフルエンザウイルスが同一宿主に感染した場合、子孫ウイルスとして、H1N1、H1N9、H9N1、H9N9の四種類の抗原性の異なるウイルスが産生される。四種類のウイルスのうち二つのウイルスは、親ウイルスと抗原性が異なる新型ウイルスである。簡単にいえばこれがシフトの機序ということになる。

水鳥の世界には、一六種類全てのHA亜型と九種類全てのNA亜型が存在することが知られている。このことは水鳥が、遺伝子再集合を利用した新型ウイルス誕生のための母体となっていることを示唆している。

一方、ドリフトはＨＡあるいはＮＡ上のアミノ酸配列に変異が起こることをいう。たとえば、Ａ型インフルエンザウイルスのＨＡ上には五つの抗原領域が存在するが、こうした領域の遺伝子に突然変異が起こり、それが蓄積されていくと、あるところでアミノ酸配列が変化し[6]、ウイルスの抗原性が変化することになる。これが、ドリフトと呼ばれる現象である。こうして生み出された抗原変異株が新たな季節性流行ウイルスとなる。シフトが新型インフルエンザを生み出すための戦略であるとすれば、ドリフトは同じ亜型インフルエンザウイルスが季節性の流行を繰り返すための戦略として機能しているのである。

ちなみに、インフルエンザウイルスはＲＮＡと呼ばれる核酸を八本、遺伝子として持っているＲＮＡウイルスである。ＲＮＡを遺伝子として持つウイルス（ＲＮＡウイルス）はＤＮＡを遺伝子として持つウイルス（ＤＮＡウイルス）に比較して、複製の際に遺伝子の読み間違いが起こりやすい。その結果、頻繁に突然変異が起こることになる。本来であればこうした複製の際の遺伝子の読み間違いは、欠陥ウイルスを多く生み出し、複製の効率を低下させることになり、ウイルスにとっても都合のよい話ではないことが多い。しかし、こうした複製効率を犠牲にしてもなお、インフルエンザウイルスは突然変異を頻繁に起こし、それによって抗原性の変異を引き起こす。そして流行を繰り返すのである。ドリフトもまた、ウイルス生き残り戦略の一つであることがわかる。

さて、インフルエンザウイルスが、シフトとドリフトという二つの抗原性変異の機序を採用しながら流行を繰り返していることがおわかりいただけただろうか。しかし一方で、インフルエンザの流行はウイルス側の抗原変異といった要因だけで決まるわけでもない。流行は人の移動や人口密度といった人々の交流パターンを規定する要因によっても大きく影響される。次に、そうしたことを見ていくことにしよう。

インフルエンザ流行を規定するもの

インフルエンザのような感染症が流行するか、終息するかといった問題は、疫学的にいえば基本再生産数(R_0)によって規定される。

基本再生産数(R_0)とは、「ひとりの感染者が、誰一人として感染防御免疫を持たない人口集団に持ち込まれたとき、平均して何人(なんにん)に直接感染するかという人数」のことである。

この基本再生産数の定義からすれば、感染症がある集団内に持ち込まれた場合、その感染症が集団のなかで拡大するか、終息するか、あるいは拡大もしないが終息もしないで維持されるかについては次のような公式が与えられることになる。

・基本再生産数（R_0）< 1 →流行は終息する
・基本再生産数（R_0）$= 1$ →流行は拡大もしないが終息もしない
・基本再生産数（R_0）> 1 →流行は拡大を続けていく

$R_0 < 1$ とは、最初に感染した人から次に感染する人（二次感染者）の数が、平均で一人未満の場合をいう。その場合、たまたま二次感染が起こったとしても、その人から次の人（三次感染者）への感染も平均すれば一人未満となる。一人の感染者は平均すれば一人未満の人にしか感染できず、やがて流行は終息していくことになる。

$R_0 > 1$ ならば、二次感染者数は平均で一人より大きくなり、また、二次感染者から三次感染者への感染も平均して一人より大きくなる。したがって、流行は次々と拡大していく。

一方、$R_0 = 1$ ならば、二次感染を起こす人の数は確率的に一人となり、二次感染した人から次の人への感染も平均で一人となるため、流行は拡大もしないが、終息もせず風土病のように社会で維持されていくということになる。図1－3をみれば、こうした説明がより直感的に理解できるかもしれない。

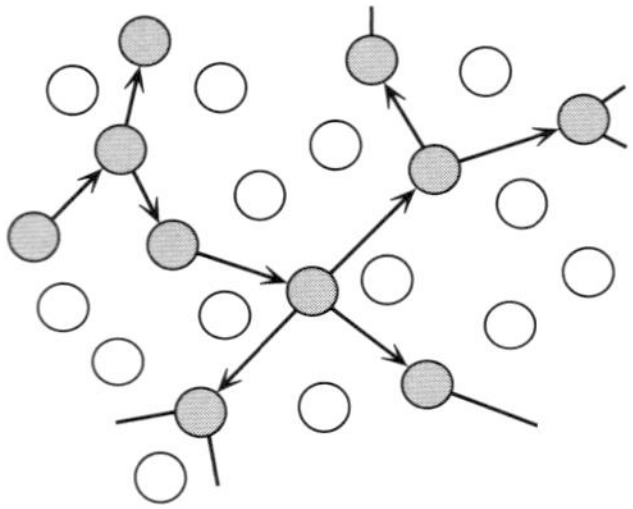

図 **1-3**　感染流行の様相（$R_0>1$ の場合）

一方、基本再生産数（R_0）は次の式で与えられることが知られている。

$$R_0 = \beta \times \kappa \times D$$

β（ベータ）は接触一回当たりの感染確率であり、κ（カッパ）はある時間当たり一人の「ヒト」が集団内で平均何人と接触をするかであり、Dは感染症ごとにおよそ決まっている感染期間（κと同じ時間単位を使用）を表わしている。基本再生産数（R_0）は、こうした係数の掛け算の結果として与えられる値である。

βは、感染症の種類によって異なる。たとえば、麻疹（はしか）では高く、エイズでは麻疹ほど高くはない。インフルエンザはその中間ぐらいに位置している。マスクを着用するとか、手洗いを行うとか、コンドームを着用するといった公衆衛生学的対策はβを低下させることを目的としていることが多い。

κは、まさに社会のあり方と関わっている。たとえば、インフルエンザの流行をシミュレーションするためには、一日当たり、くしゃみや咳の届く範囲内をお互い何人ぐらいの人が通り過ぎるかということが問題となる。満員電車で毎日通勤を余儀なくされる社会と、少人数で遊牧をしながら暮らす社会では当然、そうした人数は大きく異なることになる。ちなみに、感染症に対する公衆衛生学的対策として、患者隔離が行われることがあるが、これはκを低下させることを目的とした対策なのである。

Dは、感染症ごとにほぼ決まった値となっている。しかし医学的措置によって、その値を変えることができる場合もある。たとえば、抗生物質を用いることによって、感染症の有症状期間を短縮することができるが、このことは多くの場合、感染性を有する期間(D)の短縮につながる。インフルエンザでいえば、リン酸オセルタミビル(商品名タミフル)といった抗インフルエンザウイルス薬にこの効果が期待されている。

余談になるが、患者を治療する、あるいは予防することによって、他者の疾病発生リスクを減少させることができるというのは感染症だけに特徴的なことなのである。たとえば心筋梗塞やがんの患者を治療することが、他者の心筋梗塞やがんの発症リスクを低減させることはない。しかし感染症の場合、感染症に罹らない(感染症を予防する)ことが、すなわち周囲に暮らす人々の感染症罹患リスクを低減することにつながるのである。感染症から回復するということも、またそういうことになる。そして、この点が感染症の疫学を複雑に、また興味深いものにしているのである(『感染症疫学』山本太郎訳、昭和堂、二〇〇六年)。

さて、話を基本再生産数(R_0)に戻そう。

前記の公式は、まさに単純なことを述べているにすぎない。病気の感染性が高ければ高いほど、また患者が多くの人と接触すればするほど、そして感染性を有する期間が長ければ長いほど、感染症は流行しやすいということを述べているだけなのである。しかし、まさにこの単純なことこそが、感染症の、あるいはインフルエンザの流行を考える際に重要な概念となるのである。

別の言い方をすれば、この公式は、病気の感染性を減少させ、感染源との接触頻度を低下させ、有病期間を短縮させることができれば基本再生産数を低下させることができるということを示している。そして基本再生産数の低下は、すなわち感染拡大の防止ということになるのである。

またこの公式は、「ヒト」から「ヒト」へ感染するインフルエンザの流行だけでなく、たとえば現在流行している鳥インフルエンザが「トリ」から「ヒト」へ感染する際の対策を考える上でも、有用な考え方を提供してくれる。公式からみれば、鳥インフルエンザが「トリ」から「ヒト」へ感染する際の基本再生産数は、トリとヒトとの物理的接触頻度（κ）と接触一回当たりの感染確率（β）の掛け算に比例することがわかる。[7]

したがって、感染拡大を予防する（感染症例を少なくする）ためには、第一にトリとヒトとの物理的接触回数を少なくすることが必要であり、第二にトリとヒトが接触する際の一回当たりの感染確率を下げることが必要になる。

ニワトリが裏庭で放し飼いにされている国々[8]で、トリとヒトとの物理的接触を完全に避けることはできないかもしれないが、不必要な接触を避けることは公衆衛生学的措置として正しい措置となる。またマスクの着用や手洗いを励行することによって接触一回当たりの感染確率を下げることも、公衆衛生学的措置として正しい。

一方、鳥インフルエンザウイルスがヒトへ適応する確率は、ヒトが鳥インフルエンザウイルスに曝される頻度によって規定される。つまり、こうした措置は単に、鳥インフルエンザのヒトへの感染を予防するだけでなく、ウイルスからヒトへの適応機会を奪うことによって、新型インフルエンザウイルスの出現機会を低下させることにもつながっているのである。

新型インフルエンザの流行は自然に終息する

直感的には逆説的な話になるが、新型インフルエンザが流行しやすい社会では、流行しやすいが故に、やがて流行は自然と終息していく。この事実を理解するためにはまず、ウイルス感染と「感染防御免疫の獲得」という、感染後に引き起こされる生物学的事象を理解しなくてはならない。

例外もあるが、ヒトはウイルスに感染した場合、感染防御免疫を獲得し回復するか、死亡するかのどちらかの転機をたどる。インフルエンザの場合でいえば、ウイルスに感染した人は発熱や筋肉痛、頭痛、咳といった感冒様症状を呈したあと、回復するか、あるいは肺炎などを併発し死亡するかのどちらかの経過をたどることになる。(9)

回復した人は、インフルエンザウイルスに対する感染防御免疫を獲得し、その後再び同じウイルスに感染することはない。一方、死亡した人々は、疫学的にいえば人口集団から抜け落ちていくことになる。つまり、流行の進行に応じて、ある集団内における感染防御免疫を持つ人の割合は上昇していくことになるのである。

集団内で感染防御免疫を獲得した人の割合が上昇すれば、その結果、再生産数（R）が低下することになる。基本再生産数(R_0)が、一人の感染者が誰一人として感染防御免疫を持たない人口集団に持ち込まれたとき、平均して何人に直接感染するかという人数を表わすのに対し、再生産数(R)とは、一人の感染者が現実社会の人口集団に持ち込まれたとき、平均して何人に感染するかという人数を表わす。当然、その値は集団における感染防御免疫を持った人の割合に影響されることになり、また、流行の進展とともに変化することになる。

これを新型のインフルエンザにあてはめてみると、以下のような状況になる。

世界中で誰も感染防御免疫を持っていないところに、基本再生産数(R_0)＝10の新型インフルエンザが出現すると、一人の感染者から次に一〇人が感染し、一〇人の感染者から次に一〇〇人が感染し、一〇〇人の感染者から次に一〇〇〇人がインフルエンザに感染する。感染は一気に拡大するが、一方で感染者たちはインフルエンザのために死亡するか、あるいは回復するかの経過をたどる。回復した患者は、新型インフルエンザに対する感染防御免疫を獲得し、一方死亡した人は人口集団から抜けていく。そうして世界中で感染防御免疫を獲得した人々の割合が増加すると、やがて再生産数(R)は一より小さくなる。たとえば、本来は、一人の感染者が、全員が免疫を持っていない状況下で一〇人にインフルエンザを感染させる能力を持っていたとしても、実際に一〇人のうち九人が免疫を持っていれば、新たに感染するのは一人であり、もし一〇〇人のうち九九人が感染防御免疫を獲得していたとすれば、新たに感染する人の数は〇・一人となる。つまり、集団の中で感染防御免疫を獲得した人の割合が増えていけばいくほど、再生産数(R)は小さくなり、ついには一より小さくなる。そうして、新型インフルエンザの流行は自然と終息に向かうことになるのである。

通常、インフルエンザの場合、感染から発症、回復までの期間は二―三週間、長くて一カ月ほどである。つまり、どれほど感染性の高い新型インフルエンザが出現したとしても、新型インフルエンザの流行はやがて終息していくことになる。私たちが何ら対策を講じなかったとしても、流行は自然と終息することになるのである。

そして、これもまた逆説的に聞こえるかもしれないが、ウイルスの感染性が高ければ高いほど、流行は爆発的に起こり急速に終息へ向かうことになる。もちろん、流行が自然に終息するということと、流行がどれほど大きな被害を私たち社会に与えるかといったこととはまったく別の話である。

そして、これも疫学的には当然のことであるが、新型インフルエンザの流行は全ての人に感染した後に終息するのではなく、どれほど高い感染性を持ったウイルスによって引き起こされる流行であったとしても、集団のなかには必ず感染を免れる人が一定の割合で存在することになる。どの程度の割合の人が感染を免れることになるかは、ウイルス自身が特異的に有する感染性と人々の接触パターンを変数とした関数の結果与えられる値によって規定される。たとえば、エイズの原因であるＨＩＶの基本再生産数(R_0)は、インフルエンザや麻疹と比較するとかなり低い。しかしいまでは、こうしたＨＩＶの低い基本再生産数もＨＩＶが生き残るための戦略であると考えられている。基本再生産数が低いということは、一般的に緩やかに流行が起こることを意味する。ＨＩＶはウイルスに対する感受性を持つ人々が、常に社会に存在するという状況を維持することにより、自らの生存を担保しているのである。

地球という閉じられた世界のなかで、新たな感受性者が社会に現われてくるのは、いまのところ受胎を通した生命の誕生しかない。ＨＩＶは、緩やかな流行という戦略を採用することにより、新たな感受性者が社会に現われてくるのを待ち、自らの生き残りをはかっているのである。

インフルエンザウイルスが、抗原性変異を引き起こすドリフトとシフトという機序に自らの生き残り戦略を託しているという話はすでに述べた。ウイルスは、それぞれの特性に応じたさまざまな生き残り戦略を持ち、自らの生存を担保しようとしている。私たちが、ウイルスに対する対策を考える上で、こうしたウイルスの戦略を知ることは欠かせない。また、こうした視点は、ウイルスといかに共存し、共生していくかという問題を考える上にも欠かせない視点となる。こうした視点に立つ学問を「医療生態学」と呼んではどうかと筆者は常々考えている。

一方、基本再生産数（R_0）の概念は、ワクチンの問題を考える際にも重要な概念となる。感染が広がり、その結果として、集団において感染防御免疫を獲得する人の割合が増加するという状況の代わりに、私たちはワクチンを接種することによって人々に感染防御免疫を付与することができる。別の言い方をすれば、私たちはワクチンを使うことにより、感染症が流行しにくい状況を人為的に作り出すことができるのである。問題は、どのくらいの割合の人にワクチンを接種すれば感染症の流行を抑えることができるかということになる。こうした計算は、感染症の予防計画を立案する際に欠かせない。

たとえば、基本再生産数（R_0）＝4の感染症があったとしよう。

ワクチン接種前には、最初の感染者は四人に感染を引き起こす。しかし、二五パーセントの人々が、ワクチン接種によって感染防御免疫を付与されたとすれば、どうだろう。上記四人のうち一人は感染を免れることになる。平均で三人が感染するだけとなる。半数の人々に感染防御免疫が付与されていれば、感染する人数は平均で二人となり、七五パーセントの人に免疫が付与されていれば、その人数は平均で一人となる。感染は終息もしないが拡大もしない。もし七五パーセントより多くの人が感染防御免疫を付与されていたとすれば、感染は始めから流行しないことになる。こうした状況を専門的には、「集団免疫」を有しているという。こうした考え方は、新型インフルエンザのワクチンについてもあてはまる。

いま私たちが置かれている状況

ここまで新型インフルエンザが発生する可能性、発生した時に想定される状況、そして新型インフルエンザの流行を規定する要因などについて考察してきた。では、私たちがいま置かれている状況はどのようになっているのであろうか。ここでは、WHOが作成した基準に従って、私たちがいま置かれている状況を検証してみることにする(表1-1)。

新型インフルエンザに対して、WHOは六つの危機段階(フェーズ)を設定している。

その危機段階が第四段階=フェーズ4(新しいサブタイプのインフルエンザウイルスによるヒト-ヒト感染が起こり、小さな感染クラスターが形成される状態)に達すると、世界的に非常事態が宣言されることになる。現在、WHOが認定する危機段階は第三段階=フェーズ3(ヒトの間では新しいサブタイプのインフルエンザウイルスが見つかるが、ヒトからヒトへの感染はないか、あっても極めて稀である状態)である。

表 1-1　新型インフルエンザの基準

パンデミック間歇期	
フェーズ 1	ヒトの間では，新しいサブタイプのインフルエンザウイルスは見つかっていない．動物の間では存在している可能性はあるが，ヒトへの感染リスクは低い．
フェーズ 2	ヒトの間では，新しいサブタイプのインフルエンザウイルスは見つかっていないが，動物の間では新しいサブタイプウイルスが見られ，ヒトへの実質的な感染リスクを有している．
パンデミック警告期	
フェーズ 3	ヒトの間では，新しいサブタイプのインフルエンザウイルスが見つかるが，ヒトからヒトへの感染はないか，あっても極めて稀である．
フェーズ 4	新しいサブタイプのインフルエンザウイルスによるヒト－ヒト感染が起こり，小さな感染クラスターが形成される．しかし感染は局所的であり，このことはウイルスが完全にヒトに適応していないことを示唆している．
フェーズ 5	新しいサブタイプのインフルエンザウイルスによるヒト－ヒト感染が起こり，より大きなクラスターを形成するが，感染は依然局所的であり，このことはウイルスがヒトに適応してきてはいるが，完全には適応していないことを示唆している．
パンデミック期	
フェーズ 6	一般集団にも感染が拡大＝パンデミック．
パンデミック終息期	

この危機段階についていえば、フェーズ３からフェーズ４へ至る段階が最も重要な段階ということになる。というのも、フェーズ３でみられる事象が偶発的な感染であるのに対し、フェーズ４で見られる事象には種を越えた適応が必要になるからである。一方、ウイルスの「ヒトへの適応」といった視点からいえば[10]、この段階が律速段階となる。

ひとたびウイルスがヒトに適応を果たし、危機段階がフェーズ４に至れば、感染拡大に対する生物学的バリアーは、もはや存在しない。何ら対策がとられなければ、数カ月といった時間でパンデミック（世界的大流行）に至ると考えられている。たとえば、一九一八年にインフルエンザ（スペイン風邪）が世界的に大流行した時には、ひとたびフェーズ４に至ったインフルエンザが、世界を一周するのに要した時間は、わずかに数カ月から半年に過ぎなかった。

私たちはいま、まさにそんな状況に置かれているのである。

そうした状況に対して私たちにできることは何か。

未来に対する教訓は歴史のなかにしか学べない。次章では新型インフルエンザの歴史を振返り、学ぶべき教訓について考えてみることにしたい。

【注】

(1) このための会議が専門家を集め、毎年WHO主催で開催される。

(2) 二〇〇六年夏までに鳥インフルエンザは二三〇人以上に感染し、一三〇人を超える死亡者を出している。

(3) 致死率とは、感染した人のうち、ある一定期間内にその病気で亡くなる人の割合をいう。一般に流行の初期段階では、重症例のみが医療機関を受診したりすることによって感染者として選択されるために高く、やがて血清学的診断の普及等によって中程度あるいは軽度の症例も診断されるようになると、全体の致死率は低下することが多い。たとえば、エボラ出血熱やラッサ熱、アルゼンチン出血熱も当初報告された致死率は高かったが、やがて低下してきたという事実がある。

(4) 逆説的な話になるが、それまでヒト社会で流行したことがなく、それゆえ人々が免疫を持たないインフルエンザを「新型インフルエンザ」という。

(5) 厳密にいえば、新たに生まれてくる子どもたちは旧来のインフルエンザウイルスに対する感染防御免疫を持たない。毎年新たに子どもたちが生まれてくるため、全ての人が感染防御免疫を獲得することは現実的にはありえないが、大半の人が感染防御免疫を獲得すれば、ウイルスは感染する相手を失い、自らも消滅することになる。

(6) 蛋白質の構成ユニットをアミノ酸という。蛋白質は、二〇種類のアミノ酸からなる。一個の遺伝子の突然変異には、アミノ酸に変化を与える変異とアミノ酸に変化を与えない変異があるが、突然変異が蓄積すれば、やがてアミノ酸の変化につながっていき、アミノ酸の変化は蛋白の構造変化などを引き起こすことになる。

(7)　トリに対する抗ウイルス薬は現在使われていないため、感染性を有する平均期間(D)は一定と仮定している。

(8)　アジアやアフリカの国々、あるいはイランやトルコといった国では、そうしたニワトリが産む卵が貴重な蛋白源になっている。

(9)　季節性のインフルエンザの場合、死亡することは稀で多くは回復するが、高齢者や乳児などでは死亡する場合もある。

(10)　ウイルスとヒトの適応過程については第３章を参照されたい。

第2章
歴史のなかのインフルエンザ
―経験・記憶・対策―

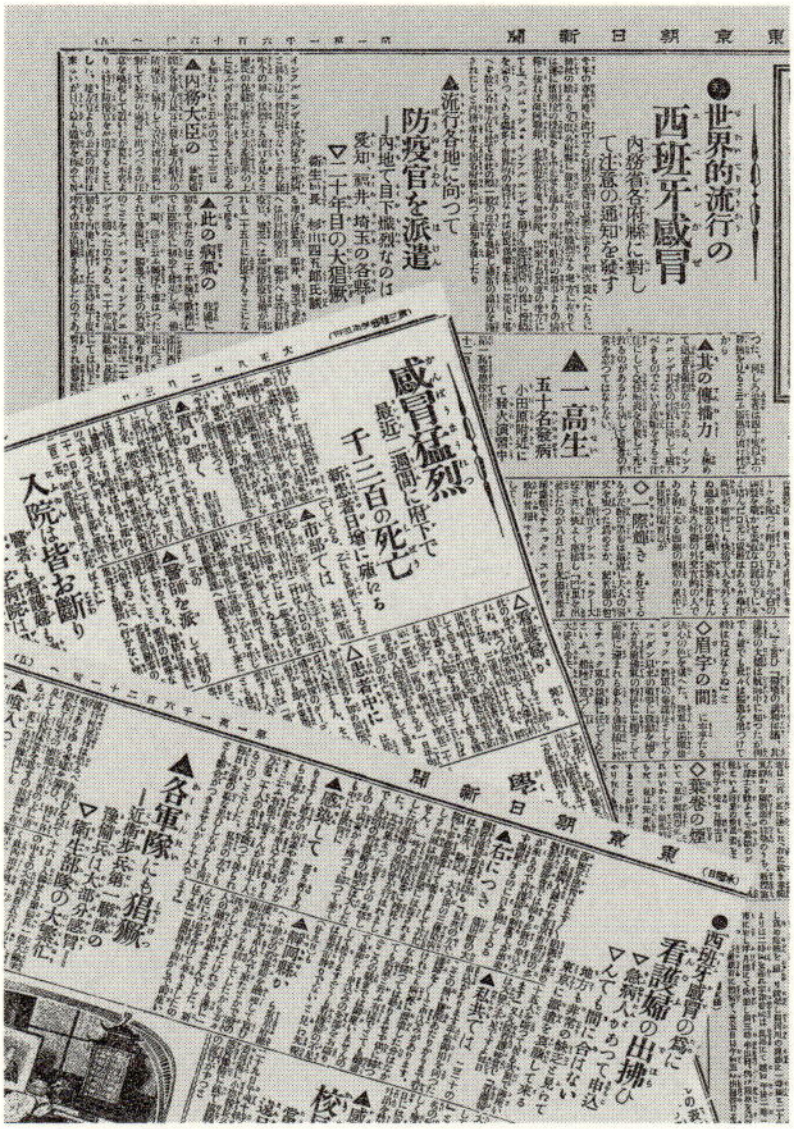
東京朝日新聞
世界的流行の
西班牙感冒
内務省各府縣に對して注意の通知を發す
流行各地に向って
防疫官を派遣
▲一高生
五十名發病
感冒猛烈
千三百の死亡
入院は皆お斷り
▲各軍隊にも猖獗
看護婦の出拂ひ

スペイン風邪流行を伝える当時の新聞(『東京朝日新聞』1918年10月25日，10月30日，1919年2月3日付)

歴史に現われたインフルエンザ

書物のなかにインフルエンザの流行を疑わせる記録が初めて現われるのは、紀元前四一二年、ギリシア時代のことであるという。しかし症状から考えて、インフルエンザの流行と考えられ、その記録が初めて報告されたのは、一一七三－七四年にかけてのこととされている。その後、一四世紀から一五世紀にかけていくつかの報告が残されているが、それらの記録だけから、流行が季節性の流行であったか、世界的流行であったかを判断することは困難である。だが、そのなかでも、一五八〇年に流行したインフルエンザについては、おそらく世界的流行であったと考えられている。

インフルエンザ流行は一五八〇年夏にアジアから始まり、次いでアフリカ大陸へ、そしてアフリカからヨーロッパへと広がっていったという。アフリカからヨーロッパへの流行拡大は、一つは小アジアに位置するトルコを通して、もう一つは北西アフリカとスペインを結ぶジブラルタル海峡を通して起こった。六カ月のうちに全ヨーロッパがインフルエンザの流行に覆い尽くされ、さらにインフルエンザはヨーロッパから新大陸へと広がり、最終的に世界をなめ尽くした。致死率は高く、当時のローマでは八〇〇〇〇人以上が死亡し、またスペインでは、ある都市そのものが消滅したという記録さえ残されている。

一七〇〇年代に入ると、より詳細な記録が現われる。

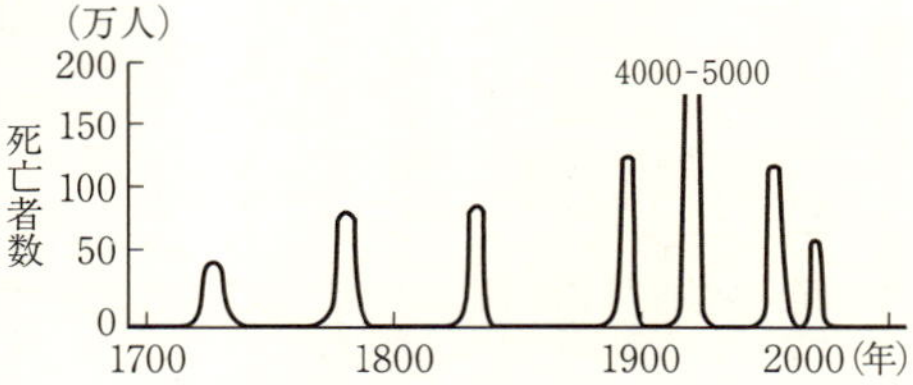

注）死亡者数は正確ではない
出典）Potter C.W., *A History of Influenza*

図 2-1　1700 年以降のインフルエンザの世界的流行

一七二九年に始まったインフルエンザの世界的流行は、その年の春ロシアから始まり西へと向かっていった。六カ月でヨーロッパ全土を覆い、その後三年間にわたって世界を席巻したという。何回かの流行の波が世界を回り、第一波より第二波、第二波より第三波と致死率が高くなっていったと記録されている。

次の世界的流行は約五〇年の時間をおいた一七八一－八二年にかけて起こった。流行は一七八一年秋、中国から始まり、ロシアへ、そしてロシアから西へ進みヨーロッパへ達した。中国からヨーロッパへ達するまでに要した時間は一〇カ月ほどだったという。事実、一七八二年の夏には、インフルエンザはイギリスにまで達していたという記録が残されている。致死率は高く、なかでも若者たちが多くの命を落とした。流行の最盛期には、ロシアのサンクトペテルブルグで毎日約三万人が、ローマでは全人口の三分の二がインフルエンザに感染したという。

次の世界的流行も約五〇年の時を経て起こった。一八三〇―三三年にかけて起こった流行は、規模の大きさで一九一八―一九年に流行したインフルエンザ(スペイン風邪)に匹敵すると考えられている。流行は一八三〇年冬、中国で始まった。流行は南へ放射線状に広がり、あるものは海を越えてフィリピン、インドネシアへ、あるものはヒマラヤを越えてインドへ広がった。北へ広がった流行はロシアを襲い、さらにヨーロッパへと広がっていった。致死率はそれほど高くはなかったものの、感染性は高く、当時の世界人口の二〇―二五パーセントが感染したと考えられている。

こうしたインフルエンザの流行は記録として残されており、私たちにそのようすを断片的にではあるが垣間見せてくれる。しかしインフルエンザの流行が本格的に歴史上に現われるのは二〇世紀に入ってからのこととなる。そして、二〇世紀の到来を待っていたかのように、史上最悪のインフルエンザが私たちの目の前に姿を現わすことになったのである。

スペイン風邪――史上最悪のインフルエンザ

スペイン風邪がどこから始まったかについては、大きく分けて二つの説がある。中国南部だという説とアメリカのどこかで始まったという説である。どちらの説が正しいかは、今後の研究を待たなくてはならない部分が多い。しかし確かなことは、インフルエンザは一九一八年三月に、アメリカのデトロイト、サウスカロライナ州、そして西海岸から突然歴史の表舞台にその姿を現わし、猛威を振るい始めたということであろう。その後のインフルエンザの流行については、少なくともヨーロッパ、アメリカにおいてはほぼ追跡できる（図２－２）。

インフルエンザ流行の第一波は、それらの地域から放射線状にアメリカ各地へ広がっていった。しかし、インフルエンザウイルス自体の毒性（症状や致死率）は必ずしも強いものではなかった。この第一波のインフルエンザは、アメリカからヨーロッパ戦線へ送られる若い兵士によってまずフランスのボルドー地域へと持ち込まれた。一九一八年四月頃のことである。当時第一次世界大戦下にあったヨーロッパでは、膠着状態にあった西部戦線の状況改善をはかるべく、多くの若い兵士たちが前線へと送られていた。そうした兵士たちのうち、ある者は狭い塹壕のなかで、ある者は窮屈な兵舎のなかで、「過密」という言葉を通り越した過酷な住環境に身を置いていた。そしてそうした環境こそ、インフルエンザの流行に格好の土壌を提供することとなったのである。流行は四月から五月にかけて、フランスからドイツへ広がり、またアルプスを越えてイタリアへ、さらにピレネー山脈を越えてスペインへと広がっていった。一九一八年六月には流行はイギリスに達し、イギリスから海路、ロシアへと広がっていくことになった。

一九一八年に世界的流行の始まったこのインフルエンザは、いつしか「スペイン風邪」と呼ばれるようになった。なぜそう呼ばれるようになったのか、本当の理由は誰にもわからない。しかし、一つの説として、第一次世界大戦に参戦していなかったスペインが戦時下の情報統制を行わず、自国でのインフルエンザ発生を隠蔽しなかったからだという説がある。確かに、戦場に送られた兵士が、実際の戦闘ではなく病気でバタバタと倒れているという事態は、戦争に参加している国々にとって最も国民に知られたくない情報の一つであったに違いない。また交戦相手国にそうした実情を知られることも、避けたい事態であったと推測される。戦意高揚あるいは戦意喪失のための情宣活動に使われることを避けるという観点からも、関係国が情報を隠し続けたということは十分に考えられる。それにしても、それが故に、当時のインフルエンザがいまだに「スペイン風邪」と通称されるのはスペインにとってははなはだ迷惑なことに違いないと思う[1]。

話を当時のインフルエンザ流行に戻そう。スペイン風邪の流行は、あたかも津波が数次の波に分かれて岸を襲うように、数波にわたって世界を席巻した。

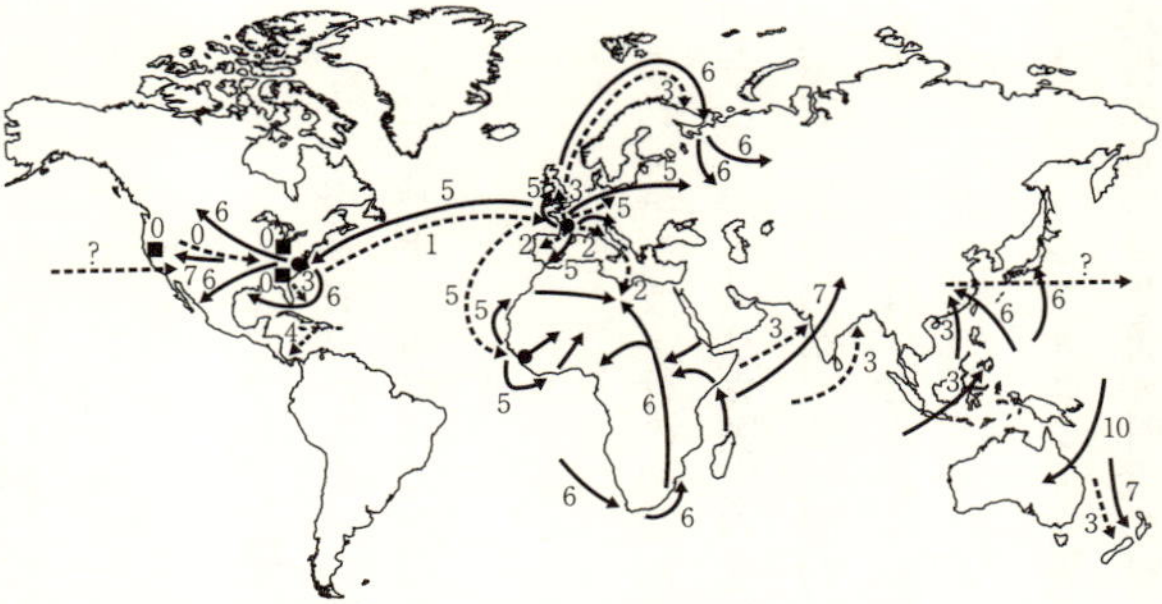

注）（■）はウイルス誕生の地，（●）は第2波の流行の発祥地を示している．
(0)は1918年3月，その他の数字は，初めてインフルエンザが報告された時が1918年3月から何カ月経過していたかを月数で示したものである．(‑‑▸)は流行の第1波，（→）は流行の第2波の経路を示している
出典）ニコルソン編 *Textbook of Influenza*

図**2‑2**　スペイン風邪の世界的流行(1918‑20年)の様相

スペイン風邪流行の第二波は三カ所の港における同時感染爆発で始まった。三カ所の港とは、大西洋を挟んだフランスのブレストとアメリカのボストン、そして西アフリカのシエラレオネにあるフリータウンであった。そしてそこから本当の悲劇が始まることになったのである。

悲劇の幕が開いた

第二波として流行したインフルエンザウイルスは、第一波とは比較にならないほど強力な毒性を獲得していた。致死率は高いところで二〇パーセントを超え、また、流行の第一波を経験しなかった地域の被害は、すでに流行を経験していた地域と比べて格段と大きなものとなっていった。

スペイン風邪流行の第二波が人々に与えた影響がいかに大きなものであったか。次のような描写がそのようすの一端を伝えてくれる。

〈まず木工職人と家具職人をかき集め、棺作りを始めさせておくこと。次に、街にたむろする労務者をかき集めて墓穴を掘らせておくこと。そうしておけば、少なくとも埋葬が間に合わず死体がどんどんたまっていくという事態は避けられるはずだ〉

（『アメリカ公衆衛生学会誌（8）』一九一八年）

これは第二波流行の初期にインフルエンザ流行を経験していたアメリカ東海岸の公衆衛生担当者たちがアメリカ国内の他地域の担当者に対して送ったアドバイスである。

事実、流行の第二波に襲われ、アメリカでも最悪の事態を経験した都市の一つであるフィラデルフィアでは、ピーク時の死者数は週に五〇〇〇人を数えたという。臨時に設置された遺体安置所には埋葬が追いつかない遺体が数百も積み上げられた。放置された遺体は、何にも増して人々のインフルエンザと闘う意欲を削ぐものであった。迷信が新たな迷信を呼び、そうした迷信に基づく恐怖が社会の構成員相互の信頼を打ち砕いていった。

当時の記録は、あらゆる公共サービスが破綻したと述べている。

病院は患者で溢れ、あぶれた人々は仮設の救護所に送り込まれた。しかしそうした人々に治療や看護を施す医師や看護師の絶対数は決定的に不足していた。労働力の不足は働く人々にさらなる負担をもたらし、その結果、医師や看護師がインフルエンザに加えて過労によって倒れていった。それがさらなる医療従事者の不足という事態を招く悪循環を引き起こした。電信電話会社では、多くの社員がインフルエンザで倒れたため次のような広告を新聞に載せたという。

「インフルエンザもしくは戦争に必要不可欠な場合以外は電話の交換業務を行えない」

社会的影響は電信電話部門だけにとどまらなかった。警察、消防、ごみ収集といった部門でも従事者の欠勤が相次ぎ、日常業務を営むことができなくなっていった。

季節性に流行するインフルエンザでも、流行が拡大すればその社会的影響は大きい。しかしスペイン風邪には、季節性のインフルエンザにはない特異的な疫学的性質があった。その疫学的特性がスペイン風邪の社会的影響をさらに大きなものにした。

通常、インフルエンザによる死亡率は乳児に高く、その後年齢が高くなるにしたがって低下

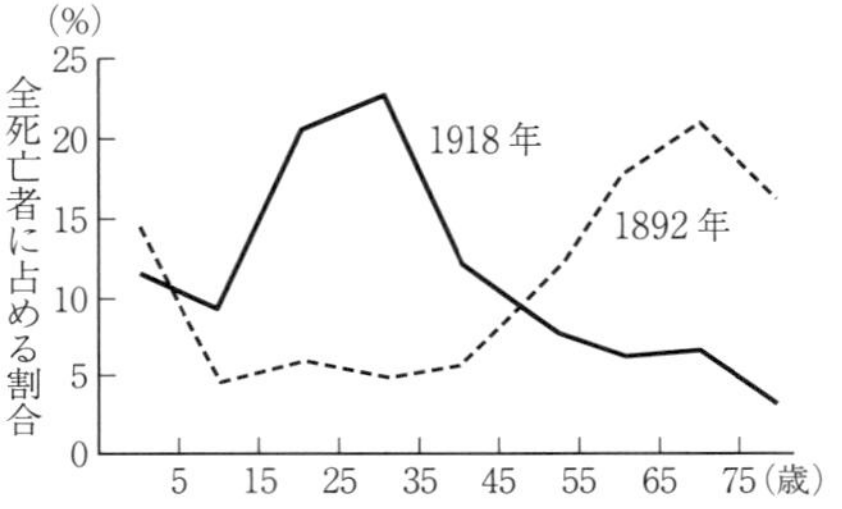

出典）Burnet M. and White D. O., *Natural History of Influenza*

図2-3　1892年と1918年のインフルエンザ流行時における死亡者の年齢別内訳

し、高齢者になって再び上昇する。ところが、図２－３からもわかるように、スペイン風邪の場合は、一〇歳代、二〇歳代、三〇歳代といった年齢層で死亡率が高くなっていた。社会の中核を担う、こうした年齢層の若者や壮年者たちが集中的に倒れていったとき、社会はその機能を維持することが困難になる。

スペイン風邪が若年者たちに高い致死率を示した原因については、いま一つはっきりしないところもあるが、感染症に対する免疫応答能力の強い若者の体内で、ウイルスと免疫機構が激しい闘いを繰り広げた結果、炎症性サイトカイン[2]が異常に分泌され、生体の過剰防衛反応が起こったという説が現在有力となっている。専門家が「サイトカインの嵐」と呼ぶ現象である。

当時患者を診察した医師は次のような記録を残している。

〈病院へ運ばれてきた当初、通常のインフルエンザに罹患しているだけのように思われた兵士たちは、しかし数時間のうちにこれまで見たこともないような急激な肺炎症状を示した。入院数時間後には耳から顔全体にチアノーゼが広がり、白人と黒人を区別することさえできなくなった。まさに数時間といった単位で患者の上に死が訪れた。それはまさに恐怖の連続であった〉

（*The Great Influenza*）

この記録には、スペイン風邪がいかに激しい症状をもたらしたかについて次のような記述もみられる。

〈患者たちは関節痛を訴えて泣いた。高熱と悪寒に苦しみ、毛布の下でただ震えていた。下腹部の痛みを訴え、嘔吐を繰り返した〉

〈何よりも私たちを驚かせ、怯えさせた症状は皮下気腫の存在だった。皮下に空気が溜まり、それが体全体に広がっていく。破裂した肺から漏れでた空気は、患者が寝返りを打つたびに、プチ、プチと音を立てた〉

〈耳の痛みもよく見られる症状の一つだった。痛みやめまいを伴った中耳の炎症が広がり、やがて鼓膜の破裂にいたる。鼓膜の破裂までの時間は痛みが始まって数時間といったところだった。また、頭痛も。頭のなかをハンマーで叩かれるような痛みが患者を襲った。目を動かすたびに目の奥が痛み、視神経の麻痺が起こり、視野が失われた。臭覚も侵され、また稀ではあるが腎不全も見られた〉（同前）

死そのものだけではなく、こうした激しい症状が人々に恐怖をもたらした。のちに一人の看護婦が、近くにいた者がライス・クラッカーを食べる音を聞いてスペイン風邪で入院した患者の皮下気腫の音を思い出し、それから二度と近くでライス・クラッカーを咬む音を聞くことに耐えられなくなったという逸話もある。

一方、当時の状況について歴史学者アルフレッド・W・クロスビー氏は次のように述べている。

〈たった一年かそれに満たないうちに何千万もの人々の命を奪った（中略）これほど多くの人間が、これほど短期間に亡くなった例はない。そのうえ、スパニッシュ・インフルエンザは、これまで人々の畏怖の対象とされたことは一切なかった〉（『史上最悪のインフルエンザ』）

クロスビー氏は、インフルエンザに対する恐怖が広く共有されていなかったとして、その不思議さについて述べているのだが、筆者自身は、こうしたスペイン風邪流行の記憶はアメリカの政府関係者、少なくとも軍関係者には強く残っていたように思う。なぜなら、アメリカでは第二次世界大戦が開戦すると、すぐに研究者を招集し、インフルエンザワクチンの開発に取りかかっているからだ。このエピソードはこれまであまり知られてこなかった事実かもしれない。しかしこの事実こそ、第一次世界大戦下におけるインフルエンザ流行の恐怖が、体制内の記憶として残っていたことを示していると思う。さらにいえば、そうしたインフルエンザワクチン開発に対する研究が、戦後のポリオワクチン開発へとつながっていった。(3)

事実、後にポリオワクチンの開発に対する貢献で、ノーベル賞を受賞したジョナス・E・ソークは第二次世界大戦の勃発と同時に、師であったトーマス・フランシスと共同してインフルエンザワクチンの開発にあたった。その時、医師としての従軍を志願しようとしたソークにフランシスは「一九一八年だけで、アメリカ陸軍の二〇パーセントがインフルエンザに感染し、四万四〇〇〇人がそのために亡くなった。今回の大戦ではそうした状況を繰り返してはならない」と手紙に書き、インフルエンザワクチンの開発にかかわることを勧めたという。その言葉に従ってソークはワクチン開発に従事し、二人はやがてインフルエンザワクチンの開発に成功する。そして、その成功が後にソークをして、ポリオワクチンの開発成功へと導くのである。二〇〇六年現在、ポリオワクチンの接種普及によって、世界で四カ国を除き土着株によるポリオ患者は姿を消している。日本を含む西太平洋地域からは根絶された。地球上からポリオが一掃される日も近づいている。すべてにおいていえることだと思うが、歴史上の出来事は、それ一つだけを単独に切り取ることはできない。一つの出来事にはそれに続く別の出来事が連なっていく。歴史はそのようにして構成される。そんなことを考えさせられる話ではないだろうか。

アフリカ大陸へ上陸

スペイン風邪によるインフルエンザの流行はアメリカやヨーロッパにとどまらなかった。太平洋の島々に暮らす人々やアラスカに暮らす先住民といった、外界から特別な接触がある場合を除いて隔絶された生活を送っていた人々の間にまで広がっていった。

インフルエンザの嵐を免れたのは、アフリカ南西岸から二八〇〇キロ離れ、絶海の孤島であったため流刑地としても使われたセントヘレナ島(ナポレオン一世の流刑地としても有名)とニューギニアのみであったという話もある。そうしたいくつかの例外を除いた世界全体が、インフルエンザの猛威にさらされた。なかでも太平洋に浮かぶ西サモア(現サモア)の被害に特筆すべきものだったといわれている。

ニュージーランドの軍艦が患者を乗せて西サモアの港に到着したのは一九一八年一一月初旬のことであった。そしてその年の終わりまでに、三万八〇〇〇人の島民のうち約二〇パーセントにあたる七五四二人がスペイン風邪のために命を落とした。スペイン風邪は、島の社会機能を破壊し、食糧事情を悪化させ、そのためにさらに多くの島民が亡くなった。最終的な死亡者数は八五〇〇人、総人口の二二パーセントにも上ったという。

また、近年までほとんど研究対象とされてこなかったアフリカ大陸、とりわけサハラ以南アフリカにおけるスペイン風邪流行の様相についても最近、若干の先駆的研究が行われている。

アフリカ大陸におけるスペイン風邪流行についての最も初期の記述は、一九二七年に出版されたE・O・ジョーダンの著書のなかに見ることができる。ジョーダンの推計によれば、当時アフリカ大陸で約二一〇〇万人が感染し、約一三五万人が死亡したという。この数字は、アフリカにおける被害状況を表わす数字として長く引用されてきたが、近年これらの数字が過小評価だという研究結果が発表され始めている。

たとえば、ジョーダンは、アフリカ西部の黄金海岸(現ガーナ)における死亡者数を六万人と推計しているが、実際には一〇万人を超える死亡があったという。いまではサハラ以南アフリカだけで二〇〇万人近い死亡があったという説が有力になりつつある。当時のアフリカの人口は一億八〇〇〇万人程であったと推測されるが、その一パーセント強が一―二年という短期間に死亡したことになる。天然痘や麻疹がヨーロッパから持ち込まれ、人口が半世紀で約一〇分の一にまで減少した経験を有する新大陸などとは異なり、それまで外来の感染症によって大きな影響を受けたことがほとんどなかったアフリカ大陸にとって、二年という期間にこれほど多くの死亡者をだしたスペイン風邪は、まさに「人口学的悪夢」とでもいうべきものだったに違いない。そんな激しい流行をもたらした要因に、植民地時代にアフリカ大陸へと持ち込まれた交通システム(海岸に沿って港と港を結ぶ船舶、海岸と内陸部を結ぶ鉄道や道路、河川を行き来する船舶)と、第一次世界大戦下の戦時体制に組み込まれた軍隊と労働者の移動があった。世界システムから切り離されていたかのようにみえる当時のアフリカも、この大戦と無関係ではありえなかったのである。

一九一四年に勃発した第一次世界大戦は、当初ヨーロッパに限局された戦いであったが、ほどなく戦争はアフリカ大陸へも波及していった。イギリス・フランス連合軍は武力でドイツの植民地へ侵攻していった。

ドイツの植民地のなかで最初に連合軍によって占領されたのは、西アフリカに位置するトーゴであった。開戦から一年目のことである。同年、南アフリカ軍によってドイツ領南西アフリカも占領された。開戦から二年目の一九一六年にはカメルーンが、そして四年目の一九一八年にはドイツ領東アフリカもイギリス・南アフリカ連合軍によって占領されることになった。アフリカで行われた戦闘は多くの人の生活を根底から破壊した。ヨーロッパ列強は住民に立ち退きを強制する一方で、住民を労働力としても強制的に徴発した。それまで見られなかった人の移動と交流がアフリカ各地で起きた。そうしたなかでもインフルエンザの流行拡大に最も大きな影響を与えたのは、植民地軍としてアフリカ人が戦闘に参加したことであったといわれている。アフリカにおける戦闘の当事者は、いつしかアフリカ人となっていったのである。そこへ登場したのがスペイン風邪であった。アフリカ大陸が無傷であるはずはなかった。

残された記録によれば、サハラ以南アフリカでの流行の起点となったのは、シエラレオネの首都フリータウンであった可能性が高いという。当時のフリータウンは、西アフリカにおける石炭の補給基地として栄えた、ヨーロッパと南アフリカを結ぶ重要な港であった。

一九一八年八月一五日、ヨーロッパから一隻の軍艦がフリータウンに到着した。約二〇〇人の患者を乗せたその軍艦は港に停泊し、停泊中に現地の労働者を使って石炭の積込みを行った。その一〇日後、二人の現地人が肺炎のため死亡し、多くの人がインフルエンザの症状に苦しみ始めた。

八月二七日には、「アフリカ」という名の軍艦がやはり石炭を求めてフリータウンに入港した。しかし、当時首都にいた五〇〇人とも六〇〇人ともいわれた石炭積込み夫たちは、病気のため十分な働きができなかったという。軍艦の乗組員たちは、現地の労働者と一緒になって石炭の積込みを行った。「アフリカ」には七七九人の乗組員がいたが、二、三週間のうちに約六〇〇人がインフルエンザに倒れ、五一人が死亡した。

また一一五〇人を乗せたニュージーランドの軍艦も、ヨーロッパ戦線に向かう途上の八月二六、七日にフリータウンに寄港したが、その後、九〇〇人がインフルエンザに倒れ、三八人が死亡したという記録も残されている。シエラレオネ全体でみても、人口の五パーセントが、数週間という短い期間の間にインフルエンザで死亡したといわれている。

アフリカでの流行拡大

西アフリカの港フリータウンから始まったスペイン風邪の流行は、次いで船舶の航行を通してアフリカ大陸沿岸部の港から港へと広がり、さらに銅や金、木材といった天然資源を運ぶために整備された鉄道と河川に沿って港から内陸部へと広がっていった。唯一の例外が東アフリカであったという。この地域への流行はアジアからインド洋を越えて広がった可能性が高い。

アフリカ大陸におけるインフルエンザ流行の足跡を追ってみよう(図2-4ab)。

一九一八年八月に始まったフリータウンでのインフルエンザ流行は、陸伝いに北上し、二、三週間でセネガルの首都ダカールへ達し、このフランス領西アフリカからセネガル川を遡り内陸のサバンナ地方へ広がっていった。モーリタニアへはセネガル渓谷を経由して一〇月初旬に到達した。セネガル内陸部に広がったインフルエンザは、バマコ(マリの首都)鉄道に沿ってマリに広がると同時に、マリからニジェール川へ入り、ニジェール川を上流から下流へと下り、ニジェール、カメルーンへと広がっていった。またボルタ川へ至ったインフルエンザは、ボルタ川を上流から下流へ下り、ガーナへと広がっていった。

一方、海岸に沿った流行はフリータウンから東へ、ガーナ、トーゴへと広がっていった。こうしてフリータウンから始まったスペイン風邪の流行は、数カ月のうちに時計回りに西アフリカ地域を三分の二周し、海岸を沿って広がっていった流行と黄金海岸の首都アクラやナイジェリアのラゴスで合流したことになる。

南アフリカでもインフルエンザの流行は鉄道と河川に沿って広がっていった。

一九一八年九月、南アフリカのケープタウンに達したインフルエンザは一〇月初旬には南ロ

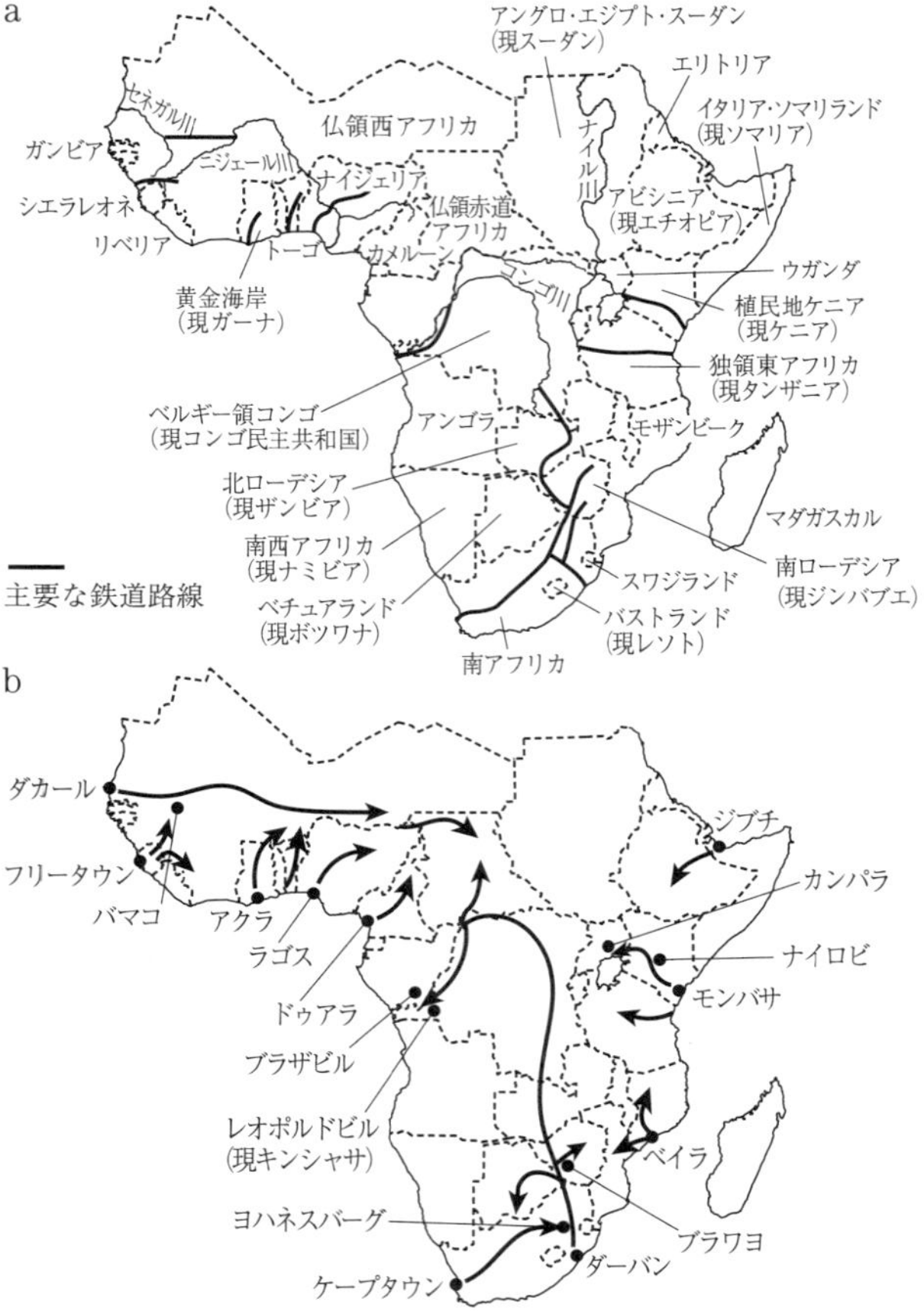

出典） Patterson K. D. and Pyle G. F., *The Diffusion of Influenza in Sub-Saharan Africa during the 1918-1919 Pandemic* より作成

図 **2-4** a. 1918 年当時のサハラ以南アフリカの主要な鉄道と河川
b. サハラ以南アフリカのインフルエンザ(1918-19 年)拡大の様相

ーデシア(現ジンバブエ)第二の都市ブラワヨを席巻し、一〇月下旬には北ローデシア(現ザンビア)、仏領コンゴ(現コンゴ共和国)を、そして一一月に入るとベルギー領コンゴ(ザイール。現コンゴ民主共和国)を席巻した。インフルエンザの流行は、ケープタウンからダイヤモンドや金を採掘し、輸出するために整備された鉄道に沿って北上してローデシアへ至り、やがてコンゴ川からブラザビル(コンゴ共和国首都)、レオポルドビル(現キンシャサ＝コンゴ民主共和国首都)を経由し大西洋へ抜けていった。鉄道に沿った流行拡大はまさに風のような速さだったという。大西洋からわずか二〇〇キロほど内陸に入ったところにあるキンシャサやブラザビルのインフルエンザが、大西洋沿岸からではなく、ケープタウンから鉄道と河川に沿ってアフリカ大陸を縦断し、持ち込まれたという事実は興味深い。当時の鉄道と河川という交通システムがアフリカ大陸におけるインフルエンザ流行に与えた影響の大きさを見せつけられる思いがする。およその距離と時間を計算すると、インフルエンザは数千キロにおよぶ行程を約二カ月で駆け抜けたことになる。

個人的な話で恐縮だが、筆者は一九九九年から二〇〇〇年にかけて、一九一八年当時南ローデシアと呼ばれていたジンバブエに赴任していたことがある。あるとき、どうしても飛行機の予約が取れず、それでも南アフリカのダーバンへ行かねばならなかったため、ヨハネスバーグからダーバンまでの約八〇〇キロを車で走り抜けるという経験をしたことがあった。今でも、眼前に広大な大地が広がり、道の傍らに花が咲き乱れていた当時の光景が目に浮かぶ。あの美しい土地を九〇年ほど前にインフルエンザが駆け抜けていたのかと思うと感慨以上の思いを感じる。

話を戻そう。西アフリカや南アフリカと異なり、東アフリカへは、インドから海を越えて流行が広がった可能性が高い。一九一八年九月下旬から一〇月上旬にかけてボンベイ(現ムンバイ)からモンバサ(ケニア第二の都市)へ到着した船、もしくはタンザニアの沖に浮かぶザンジバル(現タンザニア連合共和国)に到着した船によってインフルエンザは東アフリカに持ち込まれたと考えられている。東アフリカ海岸部に到着したインフルエンザは、モンバサ－ナイロビ鉄道によってナイロビへ、さらにカンパラまで続くウガンダ鉄道によってさらに内陸部へと運ばれていった。ここでも当時の植民地政策を支えた鉄道が大きな役割を果たした。

アフリカ大陸におけるインフルエンザ流行に鉄道が果たした役割は、これまで考えられていたよりはるかに大きいのかもしれない。そしてまたアフリカ大陸がスペイン風邪によって被った影響も、これまで考えられてきたよりはるかに大きかった可能性が高いのである。

インド——最も大きな被害を受けた国

スペイン風邪による被害が最も大きかった国はインドであったという。二〇〇二年に発表されたジョンソンとミュラーの論文によれば、当時世界で四八八〇万－一億人であったと推定される死亡者数のうち、インドだけで一八五〇万人を占めたという（表2－1）。

「インフルエンザによって亡くなった人たちの死骸が何百体と川の水面(みなも)に浮かんだ」とアメリカからやってきた宣教師は当時のようすを故郷へ書き送ったという。

表 2-1 スペイン風邪(1918-19 年)による推計死亡者数

世界全体	4880 万人－1 億人
アジア	2600 万人－3600 万人
インド	1850 万人
中　国	400 万人－950 万人
ヨーロッパ	230 万人
アフリカ	238 万人
西半球(南北アメリカ大陸)	154 万人
アメリカ	68 万人
日　本	39 万人

出典）Johnson and Mueller(2002)の論文

インドでそこまで多くの死者がでたのは、インフルエンザ流行に飢饉が追い討ちをかけたからであった。飢饉によって引き起こされた栄養失調がインフルエンザに対する抵抗力を低下させ、一方インフルエンザ流行によって労働生産性が低下した。特にこのインフルエンザが二〇歳代、三〇歳代の成人に被害をもたらしたことが社会全体としてみた労働生産性の低下に拍車をかけ、ますます飢饉を深刻化させたという。インフルエンザと飢饉の負の連鎖が、これほど大きな被害をインドにもたらすことになったのである。当時のインドでは穀物生産量は五分の一に低下し、食糧価格は数倍にも高騰したという。さらに戦時下にあった宗主国イギリスへの穀物輸出がこうした悪循環を固定化させた。アフリカ大陸だけでなくインドにも、このような形で第一次世界大戦の影響を見て取ることができる。第一次世界大戦は決してヨーロッパだけで戦われた戦争ではなかった。世界中が否応なくその影響下に巻き込まれていった戦争であったことがこうした事実からもうかがえる。

地方に暮らしていた人々はボンベイをはじめとする大都市のスラムへ流入し、難民の流入を受けて膨張したスラムはインフルエンザによって徹底的に破壊された。人口が一〇分の一以下にまで減少したスラムもあったという。貧困層におけるインフルエンザ死亡率は当時同じ地域に暮らしていた裕福なインド人、ヨーロッパ人の一〇倍に達したという報告もある。栄養失調、密集した居住空間、インフルエンザの合併症である細菌性肺炎の蔓延などがこうした死亡率の格差の原因となったのであろう。

そのとき日本では

スペイン風邪によって大きな被害を受けたという点では、日本も例外ではなかった。

当時のインフルエンザ流行のようすを著わした一冊の本がある。『流行性感冒』（内務省衛生局編、倭文社、一九二二（大正一一）年）である。内務省衛生局とは、厚生省（現厚生労働省）の前身にあたり、第二次世界大戦前の一九三八（昭和一三）年に衛生局と社会局が移管されて厚生省となるまで、主として国民の健康問題を扱っていた中央行政機関である。

文語調で書かれた『流行性感冒』のなかにはいくつもの興味深い記述がある。以下、引用しながら当時のようすを振り返ってみよう（引用文の原文は片仮名だが、読みやすさを考慮し平仮名とし、必要に応じてルビおよび読点を付した）。

〈全世界を風靡（ふうび）したる流行性感冒は大正七年秋季以来本邦に波及し爾来大正十年の春季に亙り継続的に三回の流行を来し、総計約二千三百八十余萬人の患者と約三十八萬八千余人の死者とを出し疫学上稀に見るの惨状を呈したり

当局は毎次の流行に対し常に学術上の知見と防疫上の経験とに鑑み、最善の施設を行ひ、之が予防に努め、或は防疫官を海外に派遣して欧米に於ける本病予防上に関する施設の実況を視察せしめ、又特に職員を置きて専を予防方法の調査に従事せしめ、一面又学者及実地家の意見を徴する等本病予防上苟（いやしく）も遺漏なからんことを期したり〉

当時の日本の総人口は約五五〇〇万人であった。人口の約四三パーセントが感染し、約〇・七パーセントが死亡したことになる。また、この記述から日本国内においても流行に三回の波があったことがわかる。

日本への侵入時期、および経路はどうだったのだろうか。

〈海外よりの侵入径路に関しては大正七年五月上旬南洋方面より横須賀に帰港したる一軍艦二百五十名の同病患者を発し、次で同年九月二日北米より横浜に入港したる一船舶に多数の同病患者を有し之等より陸上に伝播したりと認むへき事実あるも、之を以て直ちに本病の初発なりと断し難き理由あり。而已ならす大正七年初春及五、六月に於ける「インフルエンザ」様疾患を以て本流行の先駆なりと認むる者あり、或は之を全く別種の疾患なりと説く者あり。又本邦に於ける伝播の状況に就きても殆んと秩序ある系統を示ささるを以て海外よりの侵入径路並に其の内地に於ける現発地は全く不明なりと云ふの外なし〉

日本への侵入経路、侵入時期に関しては正確な特定はできなかったとあるが、船舶の往来を通してどこかの港より日本に侵入したことに間違いはないと思われる。またインフルエンザの第一波の日本への到来は一九一八(大正七)年の晩夏あたりであったとも書かれている。

〈本邦に於ては西欧の流行に後るること三、四箇月大正七年八月下旬より九月上旬に至り初めて蔓延の兆を呈し忽ち急激なる勢を以て全国に蔓延し〉

一九一八年のインフルエンザ流行は、やがて春の訪れとともに一時終息したが、一九一九(大正八)年の晩秋頃から再び流行の兆しを見せ始めた。一〇月下旬には、神奈川、岐阜、三重、愛媛、佐賀、熊本の各県でインフルエンザ流行の再燃が報告され、一一月に入ると、東京、京都、大阪といった大都市でも流行が始まった。

感染者の多くは第一波の流行で感染を免れた人たちであった。第一波の流行でひどい被害を受けた地域では、第二波による被害は比較的軽微であったと記されている。患者数は第一波の流行に比較して一〇分の一程度に過ぎなかった。しかし、病気の重症度は高く、患者の致死率は三月、四月には一〇パーセント、流行の全期間を通した平均でみても約五・三パーセントに上ったという。この患者死亡率は第一波の流行の約四・五倍に相当した。

〈本流行（筆者注・一九一九年の第二波によるインフルエンザの流行）は前回に於ける病毒の残存せるものか、（中略）再ひ擡頭せるものの如く其感染者の多数は前流行に罹患を免れたるものにして病性比較的重症なりき、前回に罹患し尚ほ今回再感したる者なきにあらさるも此等は大体に軽症なりしか如く〉

〈前回に甚しき惨状を呈したる地方は本流行に於ては其の勢比較的微弱なりしか如し〉

〈本回に於ける患者数は前流行に比し約其の十分の一に過きさるも其病性は遥に猛烈にして患者に対する死亡率非常に高く三、四月の如きは一〇％以上に上り全流行を通して平均五・二九％にして前回の約四倍半に当れり〉

第三波の流行は一九二〇（大正九）年八月上旬、福岡と高知からの報告で始まった。秋が来て、やがて冬の到来を迎えるにしたがって患者数は増加していったが、前二回の流行に比べると流行の規模は小さく、病気の重症度も低いものであったという。そして一九二一年春には、患者発生数は漸減し、夏の到来を待って流行は完全に終息した。

同書には他にも興味深いいくつかの資料が掲載されている。

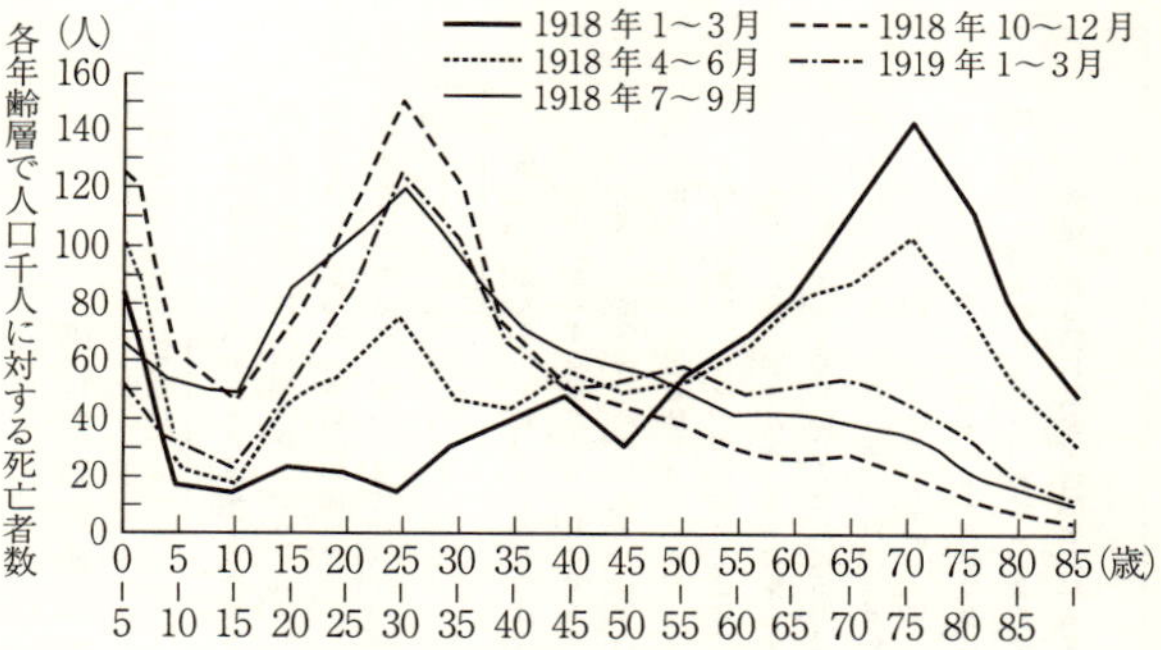

図 **2-5**　流行性感冒による年齢別死亡者数

第一に死亡者の年齢分布と死亡率の推移(図2-5)であるが、インフルエンザ流行の始まる前の、一九一八年一月から三月の感冒流行、四-六月の感冒流行(スペイン風邪の流行は一九一八年初秋から)では、乳幼児と高齢者で高い死亡率がみられるが、新型インフルエンザでは、アメリカ同様成人において高い死亡率が読み取れる。一方、図をよく見てみると、アメリカと異なり高齢者では逆に死亡率が下がっていることもわかる。W字形の死亡曲線でなく、逆N字形の死亡曲線を示している。

第二に、「流行性感冒(はやりかぜ)予防心得(よぼうこころえ)」(図2-6)がある。この心得では「はやりかぜは如何して伝染するか」と「罹らぬには」とに分けられて、感染予防の心得が述べられている。インフルエンザウイルスが発見される一五年ほど前に書かれた心得であるが、いまなお通用する内容に驚かされる。

流行性感冒豫防心得

大正八年一月
内務省衛生局

はやりかぜは如何して傳染するか

はやりかぜは主に人から人に傳染する病氣であるかぜ引いた人が咳や嚔をすると眼にも見えない程微細な泡沫が三、四尺周圍に吹き飛ばされ夫れを吸ひ込んだ者は此病に罹る

かぜを引いて治つた人も當分の間は鼻の奥や咽喉に此病毒が殘つて居り又健康な人の中にも鼻や咽頭に病毒を持て居ることがある是等の人々の咳や嚔の泡沫も病人同樣危險である

罹らぬには

一、病人又は病人らしい者、咳する者には近寄つてはならぬ

病中話などするのは病人の爲めでもないから見舞に行つても可成玄關ですますがよい

病家では御客樣を絶對に病室には案内してはならぬ

二、澤山人の集つて居る所に立ち入るな

時節柄芝居、寄席、活動寫眞などには行かぬがよい

急用ならざる限りは電車などに乘らずに歩く方が安全である

三、かぜの流行する時節に人に近寄る時は用心して人の咳や嚔の泡沫を吸ひ込まぬ樣注意なさい

人の集つて居る場所、電車、汽車などの內では必ず呼吸保護器(「レスピレーター」、又は「ガーゼマスク」ともいふ)を掛け、それでなくば鼻、口、を「ハンケチ」手拭などで輕く被ひなさい

「ハンケチ」も手拭もあてずに無遠慮に咳する人嚔する人から遠かれ

四、鹽水か微温湯にて度々含嗽せよ、含嗽藥なれば尙ほ良し

食後、寢る前には必ず含嗽を忘れるな

図 2-6

現在でも、インフルエンザに対する基本的な知識を住民と共有すること、マスクの着用、うがいや手洗いの励行といった予防法を徹底する、といった住民啓発は重要な対策と考えられており、特に情報が少ない開発途上国において、こうした「心得」をいかに普及させるかということは、インフルエンザ対策の世界戦略の一つと位置づけられている。

一方、大正七年の『東京朝日新聞』縮刷版をめくっていくと、一〇月あたりから流行性感冒にかんする記事が見られはじめる。『東京朝日新聞』は当時の東京府を中心とする地域の記事を掲載しているため、必ずしも全国的な状況がわかるわけではないが、それでも当時のようすをじかに伝える興味深い記事がいくつもあった(以下、記事原文は旧字旧仮名だが、読みやすさを考慮し新字新仮名とした)。

【大正七年十月二十五日】

世界的流行の西班牙感冒(スペインかぜ)

病勢熾烈なる地方に在りては遂に諸学校の授業をも中止せる処あり

流行各地に向って防疫官を派遣

一高生五十名発病

【大正七年十月三十日】
西班牙感冒の為に看護婦の出払い
急病人があって申し込んでも間に合わない
「其の忙しさ加減は到底言葉には尽くされません、一昨日芝青松寺で殉死しました看護婦の追悼会が行われました」(大関看護婦会長談)
各軍隊にも猖獗(しょうけつ)
近衛歩兵第一連隊の予備兵は大部分感冒
衛生部隊の大繁忙

【大正七年十一月五日】
風邪薬の暴騰(ぼうとう)
折角下ったアスピリンが又も一磅(ボンド)一二円以上
世界中で困って居る
「こう我々の思い掛けぬ様な、急激に恐ろしい風が蔓延しようとは思わなかったので恐らく何処の製薬業者でも十分風邪の薬として準備は為て居なかった事と思います、それに薬の本場独逸からは無論輸入されぬし、その上に未曾有の流行病ですから二重の不足が世界全般の上に行き渡って居るのです」（三共製薬の葛岡氏談）

【大正八年二月三日】

感冒猛烈
最近二週間に府下で千三百の死亡
新患者日増に殖える

「再び襲来した流行性感冒は昨今愈其勢いを増し盛んに上流家庭を襲い大臣では原首相を初め内田外相、高橋蔵相等相次で引籠り中で他の大官連にも罹病者が少くない、警視庁医務課の防疫官は語る「今度の感冒は至って質が悪く発病後直肺炎を併発するので死亡者は著るしく増加し先月十一日から廿日迄に流行性感冒で死んだ人は二百八十九名、肺炎を併発して死んだ人は四百十七名に達し爾来漸次病毒は濃厚となり患者は日増に殖えるので従って死亡者も多くなり更に二十一日から二十五日迄に感冒で二百二名、肺炎併発で四百六名死亡している」

入院は皆お断り
医者も看護婦も総倒れ
赤十字病院は眼科全滅

「世界の何処へ逃げても隠れ場のないと云う恐ろしい世界感冒は一時屏息の模様であったが昨今又復病魔はその手を拡げ益猖獗を極めて居る、患者は殖える一方、医師にも伝染する

看護婦が斃れる、此の分では何時終息するとも測られぬ、(中略)赤十字病院はと見れば、(中略)眼科等は殆ど全滅でやがて眼科の治療は閉鎖する様になるではあるまいかと思う」

インフルエンザ流行によって、病院や警察、軍隊といった社会的機能を担う組織が大きく影響を受けていることがわかる。特に病院機能の破綻は深刻であった。こうした話は、なにも過去のものというわけではない。現在でも、新型インフルエンザが発生し流行すれば、病院機能が破綻する可能性が指摘されている。この点については、第4章の「パンデミック期の対策」

(151頁)のところで触れているので、詳しくはそちらを参照いただきたいが、私たちに必要なことは、こうした過去の経験に謙虚に学ぶ姿勢を持つことであろう。
当時は、アメリカでも同様の記述が見られる。

〈医療スタッフの不足がさらに深刻化していた。(中略) 病院スタッフたちがインフルエンザに最も曝されていた。多くのスタッフが病気になり、難問を解決するどころか逆にお荷物になっていた。フィラデルフィア病院では単なる過労がもとで、一度に四〇人の看護婦が仕事に就けなくなってしまった〉

(『史上最悪のインフルエンザ』)

第一次世界大戦に関していえば、当時の日本は、アメリカのように直接的に戦闘に参加することもなく、また主戦場となったヨーロッパに派兵したこともない。それでもアメリカで見られたものと同じ状況が日本でも再現されていた。
一九一八(大正七)年といえば、富山県魚津で始まった米騒動が全国に波及し、民衆暴動に発展、軍隊が鎮圧に出動するなど世情が騒然とした年であったが、一方で平民宰相と呼ばれた原敬が初の本格的政党内閣を組織した年でもあった。大正デモクラシーが花開き、ハイカラなモガやモボが闊歩したこの時代に、一方でインフルエンザが社会機能を麻痺させるほどの猛威を振るっていたことに驚かされる。

アジア風邪――一九五七～五八年

史上最悪のインフルエンザ（スペイン風邪）が終息した後にも、これまでに二回、新型インフルエンザの世界的流行があった。一九五七年に始まった「アジア風邪」と一九六七年に始まった「香港風邪」である。

のちに「アジア風邪」と呼ばれることになった新型インフルエンザは一九五七年二月、中国の雲南で誕生した。流行は三月、中国国内で拡大し、四月には香港へ、そして香港から東西へ、シンガポールあるいは日本へと広がっていった。

香港からシンガポールへ、西向きに広がっていったインフルエンザは、さらにシンガポールからインドネシア諸島を経て南へ、五月にはオーストラリア大陸へと広がり、冬期を迎えた南半球の国々で重い症状のインフルエンザを引き起こした。またシンガポールに達したインフルエンザはさらに西へと広がり、インドからパキスタンへ、東西文明の回廊であるイラン、イラク、小アジア（トルコ）を経てヨーロッパへ、そしてアメリカ大陸へと拡大していった。

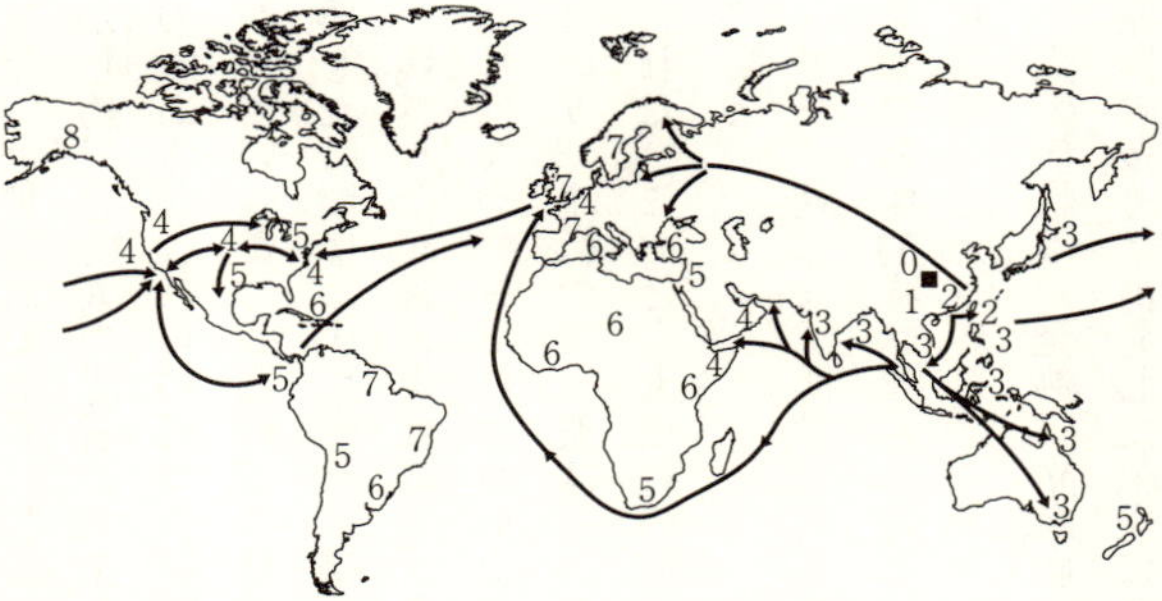

注）（■）はウイルス誕生の地，（0）は 1957 年 2 月，その他の数字は，初めてインフルエンザが報告された時が 1957 年 2 月から何カ月経過していたかを月数で示したものである．（→）は流行の経路を示している
出典）ニコルソン編 *Textbook of Influenza*

図 2-7　アジア風邪の世界的流行（1957-58 年）の様相

図2－7はアジア風邪の世界的流行拡大の様相を示している。地図上に書かれた数字は、一九五七年二月に中国雲南で新型インフルエンザウイルスが誕生した後に経過した月数を表わしている。

この図を見れば、一九五七年七月には南アフリカ、南アメリカ、そしてニュージーランドにまで流行が達していたことがわかる。さらに流行拡大のようすを見ていくと、海路に沿った流行と陸路に沿った流行と、二つの流行拡大経路が存在していたこともわかる。陸路に沿った流行には、雲南からロシアを経由してスカンジナビア半島へと達した流行と、アメリカ国内で見られた流行の二つの流行があった。アメリカ国内の流行は、一八〇〇人を超える若者がアイオワ州で開催された会合に集まったところから始まる。会期中、全米から集まった若者たちの間から約二〇〇人の患者が発生した。そうした患者たちがそれぞれの州にウイルスを持ち帰ったのである。これらの二つの経路を除けばインフルエンザはすべて、海路を通じて世界各地へ広がっていった。商業航空の発達していなかったこの時代でさえ、インフルエンザが地球一周に要した時間はわずか半年に過ぎなかったのである。

残された記録によれば、一九五七年六月に初めてヨーロッパに到達したインフルエンザは、九月になってヨーロッパ全土で流行の様相を呈し、冬学期が始まった一〇月にピークを迎えたという。流行の第二波は、一九五八年初頭にヨーロッパやアメリカ、日本といった国々で確認された。このときも流行の第二波は、第一波の流行に比較して重篤だったという報告が残されている。

アジア風邪は、世界人口の四〇—五〇パーセントを襲い、人口の二〇—三〇パーセントが何らかの臨床的症状を示したという。感染の広がりという点では、スペイン風邪の流行より大規模であったといえる。

臨床症状は、発熱、筋肉痛、頭痛、咳、喉の痛みといった典型的な感冒様症状であり、死亡原因の多くは併発した肺炎によるものであった。全人口の二〇〇〇人に一人が死亡したと推定されており、その多くは乳幼児や高齢者であったという。

スペイン風邪流行当時との大きな違いとしては、医学の進歩や国際協力体制の整備が挙げられる。一つ例を挙げれば、一九三三年には、世界で初めてヒトインフルエンザウイルスが分離され、その後の研究によってインフルエンザウイルスの生物学的特性が明らかになっていたということもある。また一九五二年以降には、WHO主導のもと、世界規模でのインフルエンザ監視ネットワークが組織されてもいた。しかし問題は、一九四九年一〇月一日に誕生したばかりの中華人民共和国がそうした監視ネットワークに参加していなかったことにあった。そのため流行の発見が数カ月は遅れたという専門家もいる。一九五七年二月に中国雲南から始まったインフルエンザ流行に世界が気づいたのは、流行がシンガポールや日本に達した五月に入ってからのことだったのである。

この時WHOは、流行が新型インフルエンザウイルスによって引き起こされている可能性が高いと警告を発すると同時に専門家からなる会議を招集した。アジア風邪はインフルエンザウイルスが同定されて以後、はじめて発生した世界的流行であった。インフルエンザの専門家たちは流行についてかなり正確な見通しを持っており、そのためもあって八月にはアメリカで、一〇月にはイギリスで、一一月には日本でワクチンの生産が開始された。しかしインフルエンザの症状自体がスペイン風邪と比較して、かなり軽症だったこともあり、ワクチンの生産規模自体を世界規模にまで拡大するという試みは実行されなかった。わずかに、先進国と呼ばれる国々の需要をまかなう程度のワクチン生産しか行われなかった。そしてワクチン生産能力についていえば、現在に至るまでその状況が続いている。

アジア風邪流行当時、多くの国で検疫体制が強化されたが、実質的な効果はほとんどなかったといわれている。効果を最大に見積もっても、流行発生を数週間ほど遅らせることができたかもしれないといった程度であったといわれている。スペイン風邪流行の際に、オーストラリアが徹底した検疫政策によって、流行発生を約一年にわたって遅延させたという例と比較すれば、効果の違いは歴然としている。当時すでに始まっていた、民間航空機の導入や国際貿易の拡大、それに伴う人やモノの移動の増大といったグローバリゼーションが検疫体制をより効果の低いものにしたのであろう。

この時代は、近代医学あるいは近代疫学がようやくインフルエンザ流行の実体を捉えることに成功し始めた時代だったといえるかもしれない。しかし実体は把握できても、対策面では、まだまだインフルエンザに対して無力だったのである。

そしてアジア風邪流行から一〇年、人類は再びインフルエンザの世界的流行を経験する。しかしこのとき流行した新型インフルエンザはいくつかの点において、過去に世界的流行を引き起こしたインフルエンザとは大きく異なっていた。

香港風邪——一九六八～六九年

一九六八年から六九年にかけて世界的に流行した新型インフルエンザ「香港風邪」は、結論からいえば、極めて穏やかな流行を引き起こしたに過ぎなかった。

新型インフルエンザは、一九六八年七月中旬にイギリスの新聞が伝えた「中国南東部で急性呼吸器疾患の局地的流行が起こっている」という記事が発端となり、その発生が疑われることとなった。同月、流行は香港へと広がり、香港では二週間で五〇万人の患者発生が報告された。香港の研究者たちがすぐにウイルスを分離し、世界各地の研究所にその検体を送付した結果、新型インフルエンザであることが判明した。八月一六日、WHOは「新型インフルエンザが世界的流行を引き起こす可能性がある」との警告を発した。中国本土から流行が拡大する様相は一九五七年のアジア風邪流行に酷似していた。しかし、似ていたのはここまでであった。

香港風邪の症状は穏やかであり、致死率は低いものであった。そのため、流行の様相をはっきりとは確認できなかった国や地域さえあった。カナダやヨーロッパでは、インフルエンザによる死亡率の増加は確認されず、また急性呼吸器感染を主症状とした医療機関の受診率にも大きな変化は見られなかった。例外はアメリカで、ベトナムから帰還した兵士たちによって九月にカリフォルニア州に持ち込まれた新型インフルエンザは、カリフォルニア州から東へと進み、一二月にはアメリカ全土に広がった。一九六九年一月の最初の二週間における急性呼吸器感染症による死亡者数には、明らかに例年とは異なる増加が見られたという。このときアメリカで最も影響を受けたのは高齢者であった。しかしこうしたアメリカでの例外を除くと、香港風邪の世界的流行は本当に穏やかなものであった。

表 2-2　新型インフルエンザのサブタイプ

1889-1891 年	H3N8　?
1918-1919 年(スペイン風邪)	H1N1
1957-1958 年(アジア風邪)	H2N2
1968-1969 年(香港風邪)	H3N2

流行が穏やかであった理由については、専門家たちによっていくつかの説明がなされている。一つは、一九五七－五八年に流行した「アジア風邪」によって人々が部分的な感染防御免疫を獲得していたのではないかという説。事実、分離されたウイルスのサブタイプを比較する(表2－2)と、抗原の一部がアジア風邪を引き起こしたウイルスと同じであることがわかる。さらにいえば、この香港風邪を引き起こしたインフルエンザウイルスは八〇年ほど前に世界的流行を引き起こしたインフルエンザウイルスとも抗原の一部を共有している可

能性があった。高齢者において、こうした過去の免疫的記憶が残っていた可能性も指摘されている。

このときも新型インフルエンザのウイルスが分離されて二カ月後には、インフルエンザワクチンの生産が開始された。しかし、世界全体で見れば二〇〇〇万人分のワクチンしか供給されず、世界人口に対するワクチン供給能力という点においては十分といえるものではなかった。流行が穏やかだったことが、ワクチンの生産量が拡大しなかった理由の一つであろう。しかし、そのために私たちはまたしても、世界規模でのインフルエンザワクチンの生産能力拡充の機会を失ったのである。

一九七六年、アメリカからの教訓

香港風邪（一九六八―六九年）の流行が終息してから後のことにも触れる必要があるだろう。なかでも、一九七六年にアメリカで起こった出来事から、私たちは多くのことを学ばなくてはならない。

この一連の出来事は、一九七六年二月一三日付の『ニューヨーク・タイムズ』に一つの記事が掲載されたことに始まった。掲載された記事には、インフルエンザの世界的流行が近く起こるかもしれないこと、それに対して公衆衛生関係者は準備をする必要があるということが署名入りで書かれていた。

一方、『ニューヨーク・タイムズ』に記事が掲載されたその日、ジョージア州アトランタにある米国疾病予防管理センター(CDC)の感染症担当官たちは、一つの検査結果について議論を重ねていた。

話はその少し前に遡る。ニュージャージー州フォートディックスの陸軍キャンプで一人の新兵が死亡し、何人かの新兵が入院するという出来事が起きていた。原因としてインフルエンザが疑われた。ニュージャージー州の公衆衛生担当者は新兵たちの検体をCDCに送付し検査を依頼した。CDCで行われた検体検査結果は、この新兵たちがブタに由来するインフルエンザウイルスに感染していたことを示唆するものであった。さらに詳しい検査が行われた結果、ある一つの事実が明らかとなった。

ニュージャージー州フォートディックスから送付された検体から分離されたウイルスは、一九一八年から一九年にかけて世界的に流行したインフルエンザの変異ウイルスである可能性が示唆されたのである。CDCの発表に「スペイン風邪の再来か」とアメリカ社会は騒然となった。

そうした社会不安に追討ちをかける出来事がフィラデルフィアで起きた。一九七六年七月、フィラデルフィアのベルビュー・ストラットフォード・ホテルで開催された在郷軍人会における謎の感染症の流行である。発病者二二五人、死者三四人を出したこの感染症は、症状の類似性から当初インフルエンザの集団感染であると考えられたのである。全米中で不安の声が沸き起こった。

ＣＤＣは、新型インフルエンザによる死亡者は全米で一〇〇万人を超える恐れがあると発表し、ワクチン開発と接種計画を実施に移す必要があると訴えた。

ＣＤＣからの勧告を受けた時のアメリカ大統領ジェラルド・Ｒ・フォードは、議会にインフルエンザ対策のための緊急予算を提出した。当時の金額で一〇〇万ドルを超える予算の承認は難航したが、それでも大統領の強いイニシアティブのもと、予算案は議会を通過した。ワクチン接種計画が実行されることとなり、一億人分のワクチンが生産され、全米でワクチン接種が進められていった。ところが、ここにきて事態は予期せぬ方向へ動いていくことになったのである。

一九七六年は大統領選の年に当たっていた。再選を目指すフォード大統領にとって、早急にインフルエンザ対策を実施することは「指導力のある大統領」であることを国民にアピールする上でも必要なことであった。インフルエンザ対策は一つの大きな政治課題となっていった。考えてから走るというより、考えながら走る、あるいは走った後に考えるという状況のなかでインフルエンザ対策が立案され、実行に移されたのである。

全米各地でインフルエンザワクチンの接種が行われた。しかし不思議なことに、「スペイン風邪の再来か」と考えられたインフルエンザは、フォートディックスでの患者発生以降その姿を消した。それればかりか、ワクチン接種者に副作用と思われる症状、ギランバレー症候群[4]が多発するという事態が発生してしまったのである。

フィラデルフィアで起きた謎の感染症も、その後、新型インフルエンザによるものではなく、レジオネラ菌の感染によるものであったことが判明した。在郷軍人会の会場で流行が起こったため、この感染症は後に「在郷軍人病」と呼ばれることになった。

大統領選の結果は、ご存じのとおり、現職のフォードが敗れ、新たな大統領としてジミー・E・カーターが選出された。カーター政権の保健担当者は、委員会を立ち上げて、この一連の出来事に対する調査を開始した。委員会が出した結論は「一連の行動のなかでいくつかの判断の誤りはあったが、CDCが抱いた初期の心配は正当だった」というものであった。

調査委員会のメンバーであったハーバード大学のある教授もインタビューに答えて「私が当

事者であったとしても、当時のＣＤＣとおなじ判断を下したに違いない」と述べている。

カーター政権は、一九七八年に連邦インフルエンザワクチン計画を立案した。しかしこの試みは多くの反対にあい、実行に移されることはなかった。一九七六年の出来事がこの計画の実施にどのような影響を与えたか、いまとなってははっきりとしたことはわからない。

このアメリカで起きた一連の出来事は私たちに多くの教訓を与えてくれる。この事件を医学行政上の失敗と受け取るか、いくつかの判断の間違いはあったものの学ぶべき取り組みであったと考えるかは議論が分かれるところであろう。それでも、インフルエンザという感染症が短期間に社会に広がるものであり、対策が時間との闘いであることからすれば、当時のＣＤＣおよびフォード政権の判断は妥当なものであったのではないかと個人的には思う。というのも、ひとたび流行が拡大してからではすべての対策は後手に回らざるを得ないのだから。

過去のインフルエンザ流行から学ぶこと

ここまで新型インフルエンザの流行の歴史を振り返ってきた。ここでは、こうした過去の新型インフルエンザ流行の歴史から学ぶべき教訓をまとめてみたい。

第一に、新型インフルエンザ流行の様相を正確に予測することは不可能であるということ。

過去の流行を見ても、症状の重篤性、致死率、流行拡大の様相はそれぞれの場合で大きく異なっている。

第二に、流行のあり方は、それぞれの新型インフルエンザで異なるにもかかわらず、ひとたび流行が始まると、患者発生は数週間以内に指数関数的に増加するということ。そうした急激な患者数の増加は、既存の医療機関の患者受入れ能力をはるかに上回るものとなる可能性が高い。

第三に、通常の季節性に流行するインフルエンザと異なり、新型インフルエンザは、社会の中核を構成する成人を直撃する可能性があるということ。一九一八年の新型インフルエンザ(スペイン風邪)では、こうした年齢層が大きな被害を受けることによって、社会を維持するために必要な基本的機能が麻痺してしまった。

第四に、新型インフルエンザの流行は何回かの波に分かれて社会を襲うということ。流行の第一波で影響を受けなかった人々や地域は、第二波の流行によってより大きな被害を受ける可能性がある。こうした事実はスペイン風邪(一九一八―一九年)、アジア風邪(一九五七―五八年)の流行の際にも確認されている。

第五に、新型インフルエンザはアジアのどこかで発生し、世界に広がっていく可能性が高いということ。スペイン風邪に関しては議論があるが、その他の新型インフルエンザに関していえば誕生の地はアジアであった。なかでも中国南部が新型インフルエンザ誕生の地であった可能性が高い。ヒトとニワトリ、ブタといった家畜が近接して暮らす、この地域の生態系が新型インフルエンザの誕生に適していたとも指摘されている。

第六に、集会の禁止や休校といった公衆衛生学的対策は、新型インフルエンザの流行の拡大を遅延させることはできても、拡大そのものを止めることはできなかったということ。また検疫も一部の例外を除いて、過去の新型インフルエンザにおいて流行拡大にほとんど影響を与えなかった。しかし一方で、公衆衛生学的対策によって新型インフルエンザ流行の拡大速度を遅延させることができれば、いくつかの点において大きな利益が社会にもたらされることも確かである。その一つに、医療機関を受診する患者数を平均化することで、医療システムの破綻を防ぐことができる。二つに、ワクチンの開発が開始されてから実際にワクチンが接種されるまでには数カ月という時間が必要だといわれているが、その時間を稼ぐことができる。

最後の教訓は――、一九七六年のアメリカでの出来事(89-93頁)から読者自身が考えてほしい。

これらの教訓を生かすことができるか否かは、まさに私たち次第なのである。

【注】

(1) 一九一八―一九年にかけて世界的に流行したインフルエンザを「スペイン風邪」と呼ぶことに関しては、本文にも書いたように著者自身にも違和感がある。しかし本書では、歴史上に現われた多くのインフルエンザ流行を取り扱う。そうした個々のインフルエンザ流行を分かりやすく解説するために、あえて本書では「スペイン風邪」という通称を使用する。しかし一方で、こうした通称がしばしば、比喩と隠喩をともなって、多くの誤解と誤った歴史の記載につながる可能性があることに対しては読者の注意を喚起しておきたい。

(2) サイトカインとは免疫細胞間情報伝達物質で、一般に蛋白質分子を指す。生体内で免疫反応、生体防御反応、炎症反応、アレルギー反応などに関わっており、サイトカインによる情報伝達機能の破綻は各種の疾病を引き起こすことが知られている。

(3) ポリオウイルスによって引き起こされる感染症で、脊髄灰白質の神経細胞が侵される。正式には急性灰白髄炎という。はじめの数日は風邪を引いたような症状が現われるが、その後急に手足が麻痺して動かなくなる病気である。五歳以下の小児に罹患率の高かったことから小児麻痺と呼ばれることもあった。

(4) ギランバレー症候群とは運動神経が傷害されることによって四肢の麻痺を来す病気である。約三分の二の患者は発病の一、二週間前に風邪様症状や下痢を来すことが多い。症状は手足の麻痺から始まり徐々に重症化していく。原因としては、細菌やウイルスに感染した際に誘導される抗体が、自己抗体として働く自己免疫疾患である可能性が疑われている。

第3章
ウイルスとの共生を考える医学へ
―生態系のなかで―

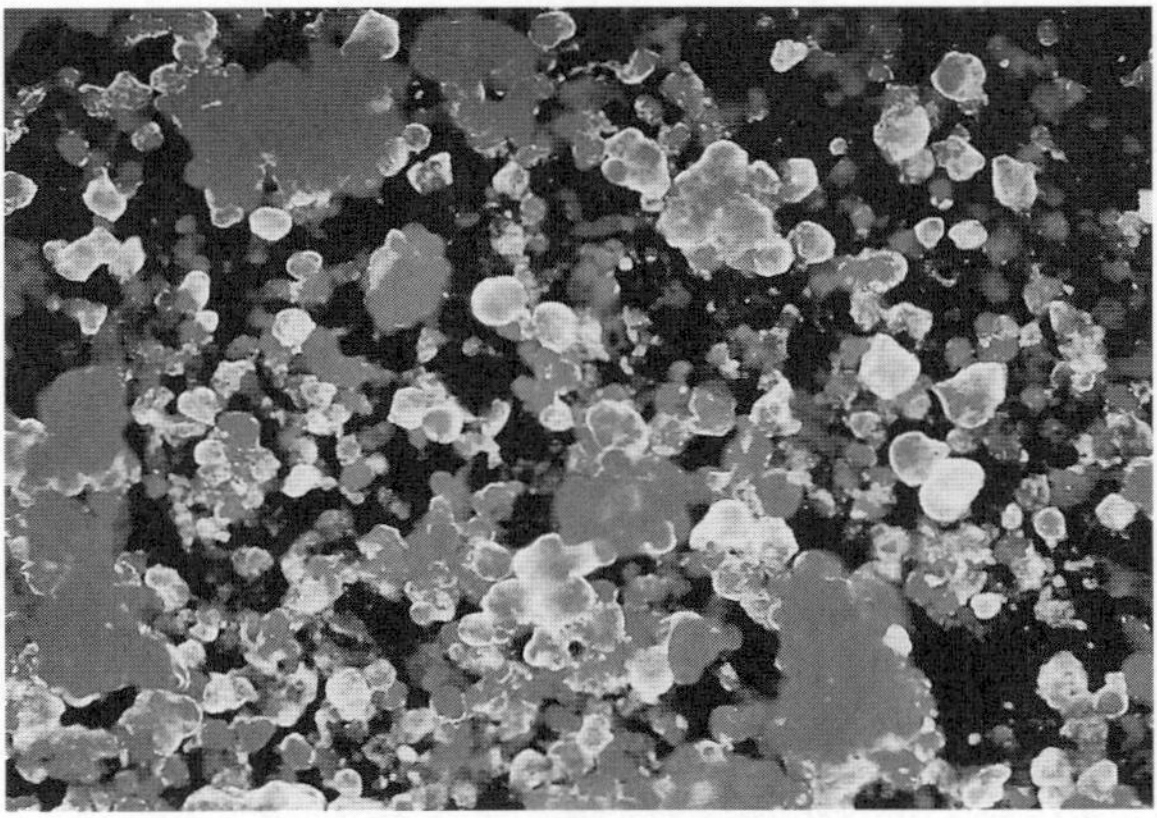

インフルエンザウイルスの顕微鏡写真(©ロイター・サン)

インフルエンザウイルスとは

歴史のなかで、周期的に私たち人類に大きな影響をもたらしてきたインフルエンザだが、そもそもインフルエンザとはどのような病気なのだろうか。本章ではインフルエンザを医学的、ウイルス学的視点から概観してみたい。

ヒトに病気を引き起こすインフルエンザウイルスは、オルソミクソウイルス科に属すウイルスである。インフルエンザは、ウイルス内部の蛋白(たんぱく)の違いによりA型、B型、C型の三種類の型(タイプ)に分類される。

感染後の症状の重篤性でみると、C型インフルエンザウイルスは軽い風邪症状を、B型ウイルスは季節性に流行するインフルエンザを引き起こす。そして季節性流行の原因にもなるが、周期的に世界的流行を引き起こすという意味で問題となるのが、A型インフルエンザウイルスである。事実、これまで世界的流行を起こしたインフルエンザウイルスはすべてA型インフルエンザウイルスであった。現在アジアを中心に流行が懸念されている鳥インフルエンザウイルス(H5N1)もA型インフルエンザウイルスに属している。

遺伝子からみれば、Ａ型インフルエンザウイルスは八本のＲＮＡと呼ばれる遺伝子分節から構成されている。このことは、たとえば、二種類の全く異なるインフルエンザウイルスが一つの宿主に重感染した場合、2^8種類(二五六種類)のインフルエンザウイルスが誕生する可能性があることを示しており、多様なインフルエンザウイルスが出現する機序の一つとなっている。多様な抗原性を有するウイルスが誕生するもう一つの機序として、インフルエンザウイルスの遺伝子が、ＤＮＡでなくＲＮＡによって構成されているということがある。ＲＮＡウイルスは遺伝子複製の際の「遺伝子校正機能」を欠いている。そのため、転写過程で起こった遺伝子の読み間違いが校正されることなくそのまま複製されてしまう。そうした読み間違いが一方でウイルス自身の多様性を担保し、それ自体がインフルエンザウイルスの生き残り戦略の一つと考えられているのである。

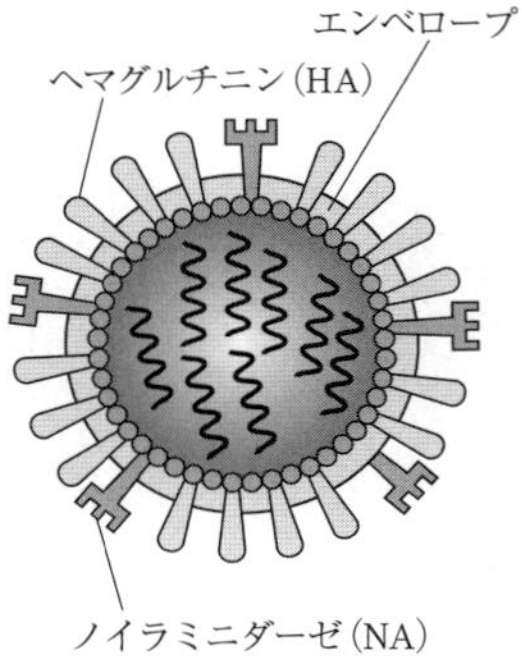

図3-1　インフルエンザウイルスの構造

ウイルスを構造面からみると、Ａ型インフルエンザウイルスはエンベロープと呼ばれる宿主細胞膜由来の脂質二重層に包まれており、エンベロープの表面にはヘマグルチニン(ＨＡ：赤血球凝集素)とノイラミニダーゼ（NA）と呼ばれる二種類の蛋白がスパイク上に突き出した構造を有している（図3－1）。HA蛋白は、抗原性の違いから一六の亜型（H1-H16）に、NAは九の亜型（N1-N9）に分けられる。

ヒトで流行が確認された亜型（サブタイプ）の組み合わせは限られているものの、水鳥の世界には、すべてのHA亜型（H1-H16）とNA亜型（N1-N9）のインフルエンザウイルスが存在することが知られている。過去にヒト社会で流行を引き起こしたインフルエンザウイルスの原型も、今後流行するであろうインフルエンザウイルスの原型も、水鳥の世界では長く保存されているのである。さらにいえば、カモなどの水鳥はA型インフルエンザに感染しても通常無症状で、宿主である水鳥とウイルスが共生[1]しているといえるかどうかは別としても、少なくとも共存関係にはあると考えられている。症状を引き起こすことなく感染しているという、こうした共存関係は、水鳥の体内においてインフルエンザウイルスを排除しようという選択圧力を軽減させる。さまざまな亜型ウイルスが水鳥のなかに安住の地を得ている理由もここにある。

また、水鳥と共存しているという事実からもわかるように、A型インフルエンザは動物とヒト、いずれにも感染する「人獣共通感染症」である。少なくとも、ブタ、アザラシ、トラ、クジラといった動物たちはA型インフルエンザウイルスの宿主となることが知られている。なかでも、ブタはトリ型とヒト型、双方のインフルエンザウイルスに感受性を有しており、両ウイルスの遺伝子が再集合するための「場」を提供している。こうしたウイルス遺伝子の再集合は鳥インフルエンザウイルスが新型ウイルスとなり、ヒト社会で伝播していく能力を獲得するための大きな原動力になっているのである。

新型インフルエンザウイルスが出現する仕組み

そもそも鳥インフルエンザはヒトには感染できないか、感染できたとしても極めて非効率的にしか感染できない。宿主細胞側の受容体（レセプター）に対する特異性が異なること、またインフルエンザウイルスは複製の際に宿主細胞がもっている機能を利用するのだが、その宿主細胞機能とウイルス遺伝子の相性がよくないことなどが、その原因と考えられている。だが、こうした二つの障害を乗り越えて、鳥インフルエンザウイルスがヒト社会で伝播していく能力を獲得することがある。そこには二つの機序が存在することが知られている。第一に、鳥インフルエンザウイルスが突然変異によってヒトへの感染性を獲得する場合であり、第二に、トリ型とヒト型のインフルエンザウイルスが、ある宿主（感受性の問題からこの場合の宿主はブタである可能性が高い）に重感染し、八本の遺伝子分節が再集合することによってヒトへの感染性を獲得する場合である。第一の機序によるウイルス変異の仕組みについては、第1章で述べた「ドリフト」についての説明のとおりである(29頁)。ここでは、第二の機序について説明する。

二つの異なる亜型のA型インフルエンザウイルスが一つの宿主に重感染した場合、二五六種類のウイルスが出現する可能性があること、一方、ブタはA型インフルエンザの宿主として、トリ型インフルエンザウイルスにもヒト型インフルエンザウイルスにも高い感受性を有し、両者由来のウイルスが効率よく複製できる環境を提供することについてはすでに触れた。

さて、ひとたび両者由来のウイルスがブタに感染すると、トリ型インフルエンザウイルスとヒト型インフルエンザウイルスはお互いにブタ体内で効率よく増殖し、トリウイルス由来の遺伝子とヒトウイルス由来の遺伝子を併せ持った二五六種類のインフルエンザウイルスがブタ体内で産生される。こうして産生されたウイルスを「キメラウイルス」というが、そのなかには遺伝子相互の相性が悪く複製に適さないウイルスもあれば、ヒトでの複製に適し、しかも新たな抗原性を獲得したウイルスもある。このようなウイルスがブタとヒトとの偶発的な接触によってヒトに感染し、ヒト社会に持ち込まれた時、新型インフルエンザウイルスが出現することになるのである。そのような異種間のウイルスの遺伝子再集合に適した土壌が、現代社会、特にアジア社会にはある。たとえば、中国東南部ではヒトとトリとブタが密接な関係のなかで生活している。経済発展とそれにともなう消費行動の変化(食肉消費の増加)がそのような環境を拡大させる。社会の近代化が、現代社会における新型インフルエンザ出現の可能性を増大させているのである。

インフルエンザウイルスの感染・複製

A型インフルエンザウイルスの感染は、HA蛋白が細胞表面の受容体(レセプター)に結合(吸着)することで始まる(図3-2)。

吸着したウイルスは細胞内に取り込まれ(侵入)、ウイルス遺伝子であるRNAが細胞質内に放出される(脱殻)。細胞質内に放出されたウイルスRNAは核内に運ばれ、核内でウイルス遺伝子の転写および複製が行われる。転写・複製された子孫遺伝子はウイルス構造蛋白と宿主の細胞膜に包まれるようにして細胞外へ出芽し、出芽を終えたウイルス粒子は細胞表面から遊離・放出されることになる。インフルエンザウイルスの感染・複製の過程は簡単にいえばこのようになる。

全てのウイルス構造蛋白は複製の過程でそれぞれ重要な役割を演じているが、なかでもHA蛋白とNA蛋白の二つの蛋白はウイルス表面に発現し、細胞への感染を規定するという意味に

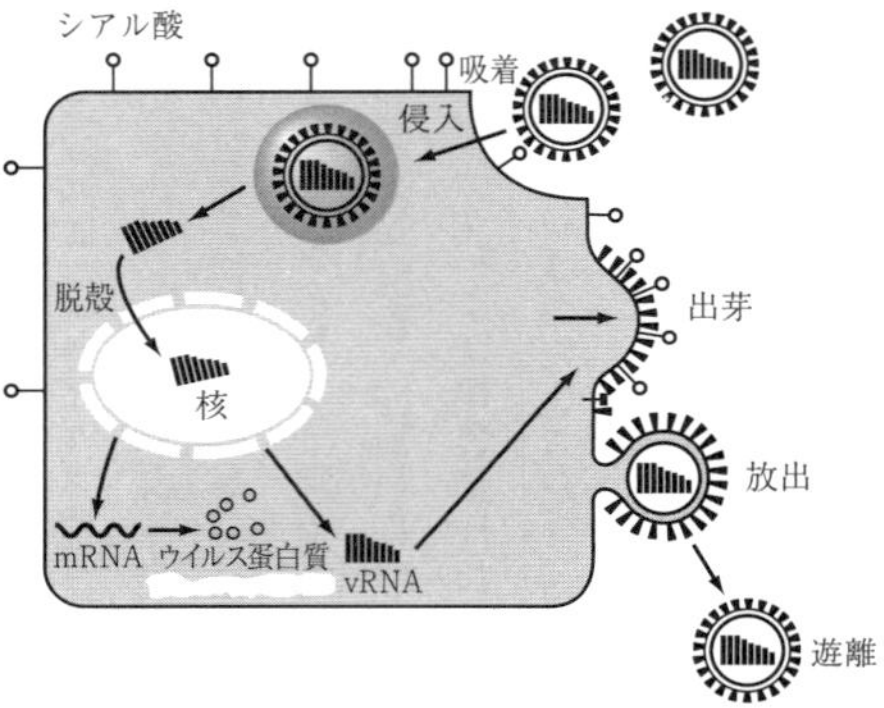

図3-2　ウイルスの感染・複製過程

おいて、特に重要な役割を演じている。

吸着から侵入の過程で重要な役割を果たす蛋白がHA蛋白である。まず、HA蛋白はウイルスの吸着を阻害する抗体（中和抗体）の産生を誘導する。逆説的にいえば、HA蛋白が変化することによってウイルスは宿主免疫の攻撃から逃れることができるということになる。ドリフトとシフトと呼ばれるメカニズムを利用してインフルエンザウイルスが宿主の免疫機構から逃れ、流行を繰り返すことはこれまでにも述べてきた。

HA蛋白のもう一つの重要な機能は、インフルエンザウイルスが感染することのできる細胞を、この蛋白が規定することにある。インフルエンザウイルスが細胞に吸着・侵入するためにはHA蛋白が、HA1とHA2と呼ばれる二つのサブユニットに解裂する必要があるのだが、この解裂を引き起こす蛋白分解酵素を細胞自身が持っているか否かが、ウイルスの細胞指向性（どの細胞に感染することができるか）を規定する。つまり、HA蛋白を解裂・活性化させることのできる蛋白分解酵素を細胞が有していれば、その細胞にインフルエンザウイルスは感染することができるが、細胞自身がそうした種類の蛋白分解酵素を有していない場合、ウイルスはその細胞に感染することはできない。インフルエンザウイルスがヒトにおいて気道上皮細胞に、水鳥において腸管上皮細胞に特異的に感染するのは、こうした細胞がHA蛋白を解裂・活性化させる蛋白分解酵素を有しているからなのである。ただし例外もある。やや専門的になるが、HA1とHA2の解裂部分におけるHA蛋白のアミノ酸にアルギニンの繰り返し配列がある場合、HA蛋白は、気道上皮細胞や腸管上皮細胞以外の細胞にも普遍的に存在する蛋白分解酵素によって、解裂・活性化される。その結果、どのようなことが起こるか。

読者にはここで頭を少し休めて、HA蛋白が全ての細胞で解裂・活性化される場合、そうしたインフルエンザウイルスがどのような症状を引き起こすかについて考えてみてほしい。

一方、放出過程に重要な役割を果たしている蛋白がNA蛋白である。NA蛋白は、感染細胞表面から出芽した子孫ウイルスが細胞表面の受容体と結合し、細胞から遊離できなくなることを阻止する。NA蛋白が働く結果、子孫ウイルスの細胞からの遊離が促進され、遊離したウイルスによる新たな細胞への感染が可能になる。逆にいえば、NA蛋白の活性を阻害することができれば、子孫ウイルスの感染細胞からの遊離を阻止することができ、結果として体内の感染負荷を低減できる。事実、リン酸オセルタミビル(商品名タミフル)などのNA蛋白の活性阻害剤は、こうした作用を利用することによって、インフルエンザの効果的な治療薬として機能しているのである。

強毒型と弱毒型

HA蛋白の解裂・活性化が細胞への感染を規定し、またHA蛋白の解裂・活性化はHA蛋白内のアミノ酸配列によって規定されると先に述べた。そしてHA蛋白の解裂部分にアルギニンが一つしか存在しない場合には、HA蛋白の解裂・活性化は、ヒトの気道上皮細胞あるいは水鳥の腸管上皮細胞に存在する蛋白分解酵素によってしか引き起こされない。しかし、HA蛋白の解裂部分にアルギニンの繰り返し配列が存在する場合には、HA蛋白の解裂・活性化は全ての細胞が普遍的に有する蛋白分解酵素によって引き起こされる。その結果、インフルエンザウイルスは全身の細胞に感染を引き起こすことになる(図3-3)。

こうしたHA蛋白の解裂部分にアルギニンの繰り返し配列がみられるインフルエンザウイルスを「強毒型インフルエンザウイルス」といい、HA蛋白の解裂部分にアルギニンが一つしか存在しないインフルエンザウイルスを「弱毒型インフルエンザウイルス」という。こうした強毒型ウイルスを生み出すことのできるインフルエンザウイルスの亜型としてはＨ５とＨ７の二つの亜型が知られており、この二つの亜型ウイルスを高病原性インフルエンザウイルスという。また、Ｈ５やＨ７といった亜型の高病原性インフルエンザウイルスは、ニワトリ間で伝播している間に弱毒型から強毒型へ変化する可能性があることが指摘されており、現在アジアでもこうした変化が起きている可能性があるといわれている。

過去の新型インフルエンザ流行は、全て低病原性のインフルエンザウイルスによって引き起こされてきた。これまで高病原性のインフルエンザウイルスによる流行がなかったことは、私たちにとって幸運だったといえる。しかし、現在アジアで流行している鳥インフルエンザウイルスが高病原性インフルエンザウイルスに由来するウイルスであることを考えれば、次に現れる新型インフルエンザが高病原性由来の強毒型ウイルスである可能性は否定できない。

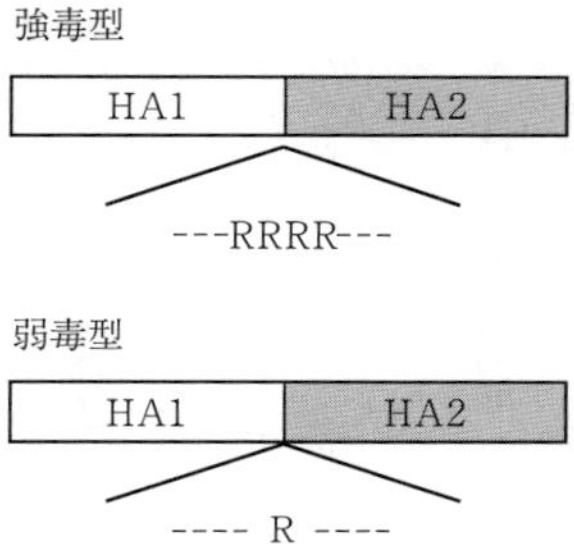

図 3-3　HA 蛋白の構造

あらゆる細胞に感染することのできる強毒型インフルエン

ザウイルスがヒトに感染した時、そこにどのような状況が現われるのか。そうした状況下では、ありとあらゆる臓器に障害が生じ、肺炎だけでなく、心筋炎や脳炎、あるいは激しい下痢症状が現われ、出血傾向を伴う多臓器不全が引き起こされることになる。これまで私たちが経験したどのインフルエンザよりも、はるかに高い致死率を示す可能性が高い。こうしたウイルスは通常のインフルエンザの概念を覆す「超インフルエンザ」となる可能性さえある。

感染経路と潜伏期間

ヒトにおけるインフルエンザは、咳やくしゃみをすることによって伝播する。インフルエンザのこうした感染様式は「飛沫核感染」と呼ばれ、一度に多くの人を感染させるのに適した感染様式となっている。

一方、ヒトの感染は主として上気道で起こる。先にも触れたが、感染を規定するHA蛋白の解裂・活性化が気道上皮細胞に特異的に存在する蛋白分解酵素によって引き起こされるからである。

感染暴露から発症までの潜伏期間は一－四日、多くは二－三日となっている。しかし、ウイルスの体外への排出は症状が現われる一日前ぐらいから起こり、症状が出た日にピークを迎える。つまり現実には症状が現われた時には、すでに別の人にウイルスを感染させているという状況が起こっているのである。インフルエンザの感染予防が困難な理由の一つとなっている。患者隔離によって感染予防を行おうとするならば、症状が出る前に感染者を特定しなければならないが、現実的にはそんなことはできないからである。

成人の場合、ウイルスを体外に排出する期間は四－六日。感染者はこの期間、感染性を持っていることになるが、子どもの場合、とくに幼い子どもの場合、ウイルスの排出期間は成人より長いといわれている。小児の場合、インフルエンザウイルスの排出期間は七日以上となることもあり、場合によっては、数カ月にわたってウイルスを排出することもあるという。インフルエンザの感染予防がますます困難な理由である。

インフルエンザの主症状としては、三八度を超える高熱や頭痛、筋肉痛や全身倦怠感といった全身症状、喉の痛みに咳や痰といった呼吸器の急性炎症性症状がある。また通常の風邪と比べて症状が重く、高齢者が罹ると肺炎を併発したり、持病を悪化させたりして重篤になり、最悪の場合は死に至ることもある。肺炎の併発以外にもインフルエンザは重篤な神経症状を引き起こすことがある。こうした症状は「インフルエンザ脳症」と呼ばれ、社会問題の一つにもなっている。インフルエンザ脳症は乳幼児に多発し、典型的な症状としては発熱から二四時間以内に痙攣（けいれん）や意識障害が出現し、全身状態が急速に悪化する。死亡率は三〇パーセントを超え、助かった場合にも後遺症を負うことが多い。日本以外の国での発症例は少ないといわれているが、日本では毎年かなりの患者発生がみられている。インフルエンザ脳症の発生は非ステロイド系消炎鎮痛剤使用との関連性が疑われている。インフルエンザに罹患した場合の安易な下熱鎮痛剤の使用は厳に避けたいところである。

こうした知見の多くは温帯から寒帯地方に位置する国々で得られた。初冬から初春にかけて、高緯度に位置する国々で季節性に流行するインフルエンザは、これまで長く寒い冬のある地域の病気だと考えられてきた。しかし近年の疫学的研究の進展はインフルエンザが決してこうした高緯度地域だけの病気でないことを教えてくれる。

熱帯地域での流行

実はインフルエンザが世界に与えている影響の大きさ（疾病負担の重さ(2)）は、これまでのところはっきりとはわかっていなかった。一つには、熱帯や亜熱帯地域におけるインフルエンザの流行状況が、スペイン風邪やアジア風邪、香港風邪といったインフルエンザの世界的流行のときを除いて、あまりよく理解されていなかったためである。季節性が明確な温帯地域のインフルエンザ流行に対し、季節性のはっきりしない熱帯地域では、インフルエンザはピークを示すことなく通年を通して穏やかに流行しているため、インフルエンザそのものがほとんど存在しないと信じられてきた。長い間、インフルエンザが「寒い地域の病気」だと考えられていた理由もここにある。もちろん、まったく流行に季節性がないかといえば、そうではなく、熱帯地域では雨季にやや患者が多いという報告もある。近年、熱帯地域や亜熱帯地域における研究が進み、これらの地域におけるインフルエンザの流行状況の他、いくつかの重要な事実が明らかとなってきた。

一年間を通してみると、人口一〇万人当たりのインフルエンザ患者発生数は、熱帯地域も亜熱帯地域も温帯地域も変わらないという。むしろ、低栄養や他の感染症が広く見られる熱帯地域では、人口比当たりのインフルエンザによる死亡率は温帯・寒帯地域より高いという報告さえある。にもかかわらず、インフルエンザがこうした地域において注目されてこなかった理由について、ある専門家は「マラリアやデング熱などの病気と診断されていた可能性が高い」と語っている。こうした地域では、マラリアやデング熱でさえ、臨床症状のみから診断されることが多いことを考えると、この指摘はかなり的を射たものかもしれない。たとえば、筆者が以前赴任していたアフリカ南部の国ジンバブエでは、発熱や震えといった症状からマラリアと診断された患者の八〇–九〇パーセントが、実はマラリアではなかったという事実がある。はっきりとした診断を下すまでには至らなかったが、個人的な感触としては、そのなかにインフルエンザの患者がいたとしても不思議はなかったと考える。二〇〇二年には、マダガスカルやコンゴといったアフリカ諸国からもインフルエンザ流行の報告があった。こうした地域に相当数の患者が存在している可能性は高い。

一方、世界的規模で考えてみれば、インフルエンザは一年を通して世界のどこかで流行していることに気づかされる。アメリカやカナダ、ロシア、ヨーロッパ、そして日本といった北半球の温帯地域以北にある国々では、インフルエンザは毎年、北半球の冬にあたる一二月頃から三月頃にかけて流行する。一方、オーストラリアやニュージーランド、アルゼンチン、ブラジルといった南半球の国々では六月頃から九月頃(南半球の冬)にかけて季節的な流行を起こす。そしてその中間に位置する、赤道を挟む熱帯地域では一年中流行している。

こうして一年中世界のどこかで流行しているにもかかわらずインフルエンザの疾病負担の重さはこれまで過小評価される傾向にあった。その理由の一つとして、熱帯地域における流行状況が明らかでなかったことが挙げられる。しかし、アメリカで毎年約三万六〇〇〇人、日本でも毎年約一万人がインフルエンザで死亡していること、熱帯地域におけるインフルエンザの死亡率が、先進国と呼ばれる日本やアメリカより高い可能性があることなどを考慮すれば、世界中で相当数の人々が毎年インフルエンザのために死亡している可能性は否定できない。ある専門家によれば「毎年一〇〇万人近い人々がインフルエンザのために死亡している」と考えてもおかしくないという。現在、毎年世界で結核によって約二〇〇万人が、マラリアによって約一〇〇万人が死亡している。インフルエンザはこうした疾病にも匹敵するほどの死亡者を出している可能性さえ否定できないのである。

こうしたことを総合して考えてみると、インフルエンザが「寒い地域の病気」であるとされてきたことによって、私たちは重大な真実を長く見過ごしてきたのかもしれないとさえ思えてくる。

中世イタリアでは、インフルエンザの原因は天体の運動にあると考えられていた。そのため、この病気は「天体の影響」という意味で「インフルエンツァ」と呼ばれ、それがインフルエンザの語源となったという。ヨーロッパ人は昔からインフルエンザが季節性に、あるいは周期的に流行することに気づいていたという証拠である。しかし世界を見渡せば、実はインフルエンザは一年中世界のどこかで流行していたのである。その事実に私たちが気づくまでには少しばかりの時間が必要だった。そして時間を必要としたという意味では、インフルエンザの原因であるウイルスが発見されるまでにも少しばかり時間が必要だったのである。

インフルエンザウイルス発見小史

スペイン風邪(一九一八―一九年)の流行の際には、多くの研究者たちが時代の要請として、その原因究明に奔走した。バタバタと人々が倒れていくなかで研究者たちは「コッホの三原則」を満たす病原体の発見に努めようとした。コッホの三原則とは、一八九一年ドイツの細菌学者ロベルト・コッホによって確立されたもので、ある病原体が病気の原因であるということを証明するために満たさなくてはならない原則のことである。次の三原則からなる。

①病気の病変部位にかならずその病原体が見出されること。
②その病原体が純粋培養できること。
③その病原体を感受性のある宿主に接種すればおなじ病気を起こし、その病変部位からはその病原体が再び回収されること。

患者の咽頭や肺といった病変部位に見出される微生物の探索が始まった。しかし一九一八年当時といえば、細菌より小さな微生物、濾過性微生物(現在でいうところのウイルス)が存在することは知られていたものの、時代はいまだウイルス学の揺籃期であり、多くの研究者たちはウイルスを原因として想定するよりも、コッホの三原則を満たす細菌探しに躍起となっていたのである。

インフルエンザで死亡した患者の検体からグラム陰性桿菌が高頻度で見出されたことも、研究者たちにとっては不運だった。グラム陰性桿菌は一八九二年、当時ベルリンのコッホ研究所にいた二人の研究者ファイファーと北里柴三郎によって発見され、長くインフルエンザの病原菌と疑われてきた細菌であった。この桿菌がインフルエンザの病原菌か否かを巡っては世界中で論争が繰り広げられた。高頻度とはいえ、必ずしもインフルエンザ患者の病変部位からこの菌が見つからない以上、二次感染によるものとみなす説も有力だったからである。しかしこの桿菌以外に原因菌として疑われる微生物がない以上、論争はいつまで経っても結論をみないままであった。

日本でも、グラム陰性桿菌がインフルエンザの病原菌か否かを巡って、北里研究所と東京大学伝染病研究所の間で論争が繰り広げられた。桿菌発見者の一人である北里柴三郎が設立した北里研究所はインフルエンザ桿菌原因説を支持し、東京大学伝染病研究所はその説に反対した。

その時の論争は当時の新聞にも大きく取り上げられている。北里と東京大学とは北里が東京大学医学部衛生学教室教授であった緒方正規の「脚気菌発見」の報告を否定して以来難しい関係にあったが、北里が設立した伝染病研究所の東京大学移管問題(一九一四〔大正三〕年)が契機となって一層困難なものになっていた。そんなこともあって、この二つの組織はさまざまな場面で対立を続けていたのである。

日本の近代細菌学をリードした二つの研究所の対立、言い換えれば北里と東大医学部の対立は、当時の内務省衛生局や、「舞姫」「高瀬舟」「阿部一族」の作者としても知られる森林太郎(森鷗外の本名)も勤務した陸軍軍医本部も巻き込み、日本の医学史にさまざまな影響を残した。脚気を巡る対立、ペスト菌の発見を巡る対立、そしてインフルエンザの原因を巡る対立など、どの問題をとっても日本の医学史上興味の尽きないテーマである。同時に、これらの問題は日本の細菌学の発展過程を考える際に避けて通れないものでもあるが、ここでは本書の主題からは外れるためにこれ以上は触れないこととする(興味のある読者には『藤野・日本細菌学史』〔藤野恒三郎著、近代出版、一九八四年〕をお勧めしたい。本自体は絶版となっているが、古書店を探せば意外と簡単に見つかるはずだ。値段はやや張るがそれだけの価値はある一冊である)。

後世の目で振り返れば、この論争は東大伝染病研究所の主張が正しかったことになる。結果からいえば、インフルエンザはウイルスによって引き起こされる病気で細菌によるものではなかったからだ。

その後、ヒトインフルエンザウイルスの発見(分離)は英国のウィルソン・スミスらによって行われた。彼らの研究チームは、インフルエンザ患者の咽頭拭い液をイタチ科の動物フェレットに感染させることに成功し、同時にその病原体が濾過性微生物(ウイルス)であることを証明した。一九三三年のことであった。

一方、鳥インフルエンザウイルスについていえば、少し面白い経緯もある。高病原性鳥インフルエンザの存在は、家禽に被害が及ぶことから古くから知られていたが、古くはその広がりの速さから家禽ペストと呼ばれていた。その家禽ペストが濾過性病原体(ウイルス)によって引き起こされることを最初に突き止めたのは二人のイタリア人、ツェンテニとサボヌツィであった。一九〇二年のことで、ウシ口蹄疫ウイルス、煙草モザイクウイルス、アフリカ馬疫ウイルスに次ぐ発見だった。当時このウイルスは家禽ペストを起こすことから家禽ペストウイルスと呼ばれたが、そのウイルスが実はA型インフルエンザウイルスだったのである。それを最初に明らかにしたのがドイツのシェーファー、一九五五年のことであった。つまり、鳥インフルエンザウイルスとしてみた場合、その発見は一九五五年、ヒトインフルエンザウイルスの発見に遅れること約二〇年ということになるが、ウイルスそのものについていえば、世界で四番目に発見されたウイルスということになる。このような話が面白いと思うのは筆者だけであろうか。

ウイルスとヒトの関わりについて

ウイルスとヒトの関わりについて、少しだけ生態学的な考察を加えてみたい。

「ウイルスは自然経過のなかで絶滅することがある」という話をすると、多くの人が不思議な顔をする。どうやらウイルスに対し、ある種の偏見や先入観を持っているらしい。それを一言でいってしまえば、ウイルスは「頑固」で「繰り返しヒトや動物に感染」し、しばしば「病気」を引き起こし「根絶が困難」だということらしい。

確かに人類と病原性をもつウイルスの間で繰り返されてきた長い闘いの歴史を振り返れば、こうした偏見や先入観もあながち間違いだとはいえない。しかし、自然淘汰や進化という視点から見れば、「あるウイルスが自然経過のなかで絶滅することがある」というのは、種が分化を経て進化し、全盛期を迎えて消滅していくという進化生物学的事実の当然の帰結ということになる。それどころか「生物の歴史のなかでは、絶滅した種のほうが、現在も含めたある時点で存在する種より常に多い」という進化生物学の常識からすれば、相当数のウイルスが現在までに絶滅してきたことはまず間違いない。いま、熱帯雨林に生息する種は、未だかつてないほどの速さで絶滅しつつあるという。ウイルスにも同じ現象が地球規模で起こっていたとしても不思議はない。

「絶滅という現象は起こっていると思うよ。でも、当然のことだけどウイルスの絶滅は立証しにくいんだ」というのは、『突発出現ウイルス』(佐藤雅彦訳、海鳴社、一九九九年)の編著者であるロックフェラー大学のスティーヴン・モースの言葉である。ここでは新たに出現するウイルスといま消えていこうとしているウイルス、二つのウイルスに注目することによって、そこに隠されたヒトとウイルスの共生、あるいは共存への鍵を探りたい。

HIV-1とHTLV-1が語ること

HIV-1(Human Immunodeficiency Virus Type 1)は後天性免疫不全症候群を引き起こすウイルスとして一九八〇年代半ばに発見された。地理的分布でいえば、世界中で流行し、流行がみられない地域・集団はないほどである。感染後、もし治療をしなければ、九五パーセント以上の人が平均一〇年の潜伏期間のあと免疫不全を発症する。一方、HTLV-1(Human T-Lymphotropic Virus Type 1)と呼ばれるウイルスは感染者の約五パーセントがその生涯のなかで成人T細胞白血病と呼ばれる白血病を発症する。平均的潜伏期間は五〇年を超える。地理的分布でいえば、中央アフリカ、西アフリカ、パプア・ニューギニア、ハイチ、南アメリカに暮らす先住民たち、そして日本の南西地域にしか流行地がない。またそれらの地域のなかでも特に人々の移動の少ない辺境の地において感染率が高い。

この二つのウイルスは、引き起こす疾病(一つは免疫不全、一つは白血病)や潜伏期間、地理的分布をみる限り、そこになんら共通点はないが、その他の点においては驚くほど共通点が多い。

第一に、どちらのウイルスもレトロウイルスと呼ばれる逆転写酵素をもつRNAウイルスであるということ(感染後ウイルスの遺伝情報が逆転写されて宿主細胞の染色体DNAに組み込まれる)。遺伝子構造において兄弟か姉妹であるかのように類似している。第二に、どちらのウイルスもアフリカに起源を持ち、おそらくサルからヒトへという種を越えた感染を通してヒト社会に持ち込まれたということ。第三に、どちらのウイルスも主な感染経路が性的接触、母子感染、血液感染であるということ。

ただ、この二つのウイルスは、先に述べた症状、潜伏期間を除いても、いくつかの点において大きな違いがある。第一の違いは、サルから種を越えてヒト社会に持ち込まれた時期である。HTLV-1が、遺伝子変異の状況から一万年以上前にヒト社会に持ち込まれたと推定されているのに対して、HIV-1は、これまでに世界中で集められ保存されてきた血液を調べてみても一九五〇年代後半にまでしか遡れない。第二の違いは、HIV-1が多くの人々の努力にもかかわらず未だに世界中で流行を続け、四〇〇〇万人を超える感染者を生み出しているウイルスであるのに対し、HTLV-1は、いままさにヒト社会からその姿を消そうとしているウイルスであるということ。この二つのウイルスから私たちは何を学ぶことができるのだろうか。

ウイルスの適応段階

現在流行している多くのウイルス感染症が、ヒトと家畜や獣の接触を通じて人類のなかに持ち込まれ、適応してきた結果存在するものだということは、感染症専門家の間では共通の認識となっている。しかし適応の過程についてはこれまであまり語られることがなかった。ここで、ウイルスとヒトの適応の過程を振り返ってみる。

ウイルスとヒトの適応過程には五つの段階[3]がある(表3-1)。

第一段階は「適応準備段階」とでもいうべき段階である。感染症は家畜や獣から引っかき傷やかみ傷を通して直接感染するが、ヒトからヒトへの感染はみられない。感染は単発的な発生のみで終息する。イヌから感染するレプトスピラ症や猫引っかき病などが、第一段階の感染症に相当する。

表 3-1　ウイルスのヒトへの適応段階

	適応段階	代表例
第 1 段階	適応準備段階ともいえる段階であり，感染症は家畜や獣から引っかき傷やかみ傷を通して直接感染するが，ヒトからヒトへの感染はみられない．感染は単発的な発生のみで終息する	レプトスピラ症 猫引っかき病
第 2 段階	適応初期段階ともいえる段階であり，ヒトからヒトへの感染が起こる．ただし，この段階は適応の初期段階に過ぎず，感染効率が低いためやがて流行は終息に向かう	オニョン・ニョン熱(1959，東アフリカ) 新型レプトスピラ症(第 2 次世界大戦中，アメリカ)
第 3 段階	適応後期段階というべき段階であり，以前は動物の間で流行していた感染症がヒトへの適応を果たし，定期的な流行を引き起こす	ラッサ熱(1969，ナイジェリア) ライム病(1962，アメリカ) エボラ出血熱(1976，スーダン南部)
第 4 段階	ヒトに対し適応したため，もはやヒトのなかでしか存在できない感染症	天然痘 エイズ 梅毒
最終段階	過度適応段階ともいえる段階でヒトという種のなかから消えていく感染症	成人 T 細胞白血病

第二段階は「適応初期段階」である。ヒトからヒトへの感染が起こる。ただし、この段階は適応の初期段階に過ぎず、感染効率が低いため、やがて流行は終息に向かう。一九五九年、突如として東アフリカに流行し、また突如として消えていったオニョン・ニョン熱、あるいは第二次世界大戦中にアメリカで流行し、流行と同じ速さで消えていった新型レプトスピラ症などはこの段階に相当する感染症だ

った と考えられる。

適応の第三段階は「適応後期段階」である。それまで動物の間で流行していた感染症がヒトへの適応を果たし、定期的な流行を引き起こす段階を指す。ラッサ熱(一九六九年、ナイジェリア)やライム病(一九六二年、アメリカ)、エボラ出血熱(一九七六年、スーダン南部のヌザラ)などがこの段階の感染症と考えられる。この段階に達した感染症はもはやヒトに適応を果たしたということができ、制圧はしばしば困難となる。

適応の第四段階は、ヒトに適応し、もはやヒトのなかでしか存在できない段階である。一九七〇年代後半に根絶に成功した天然痘、エイズや梅毒を含めた性感染症の多くはこの段階の感染症ということができる。

そして適応の最終段階は「過度適応段階」ともいえる段階である。ヒトに過度に適応したため、ヒトのなかでしか存在できなくなったばかりでなく、ヒトの生活の変化やヒトを取り巻く環境の変化にウイルス自身が適応できなくなっていった段階をいう。医学的なあるいは公衆衛生学的な介入がなくとも自然とウイルスはヒト社会から消えていく。代表的な例が前述の成人T細胞白血病ということになる。

医療生態学的な視点からみれば、各段階すべてがヒトと感染症を考えるうえで重要な段階であるが、ここでは、エイズと成人T細胞白血病を通して適応の第四段階と最終段階に限ってヒトとウイルスの関係について考えてみる。

適応の第一から三段階においては、ウイルスは他に自然宿主を持ち、ヒトへの感染はウイルスにとっても、ヒトにとっても偶発的な出来事に過ぎない。それに対し、ヒトという種のなかでのみ複製可能な状態になった、適応の第四段階と最終段階では、ウイルスはその生存のすべてを宿主であるヒトに依存することになる。ヒトという種にすべてを依存することになった段階のウイルスは、他に自然宿主を持たないため、今度はヒトという種のなかで自らの適応の道を模索することになる。

ウイルス感染症と人々の行動や暮らし

適応の第四段階と最終段階において、宿主であるヒトはウイルスに一つの選択圧力をかけていくことになる。その圧力は人々の行動や暮らしのあり方に直接的に影響される。

たとえばＨＩＶ-１の自然選択と人々の行動という視点からＨＩＶ-１流行という現象をみると、そこに一つの興味深い結果があることに気づく。これは筆者が、マーク・リプチッヒとマーティン・ノワックの数学モデルを借りて試算してみた結果である。潜伏期間が短く感染効率および致死率の高いＨＩＶ-１（強毒ＨＩＶ-１株）と、潜伏期間が長く感染効率および致死率の低いＨＩＶ-１（弱毒ＨＩＶ-１株）を同時に一つの集団に仮想的に持ち込み、集団の性的交流パターンをいくつかのレベルに分け流行状況を比較してみた（図３-４）。その結果、いくつかのことが明らかになった。第一に、短期的（五年から一〇〇年という時間単位）には、性的交流が

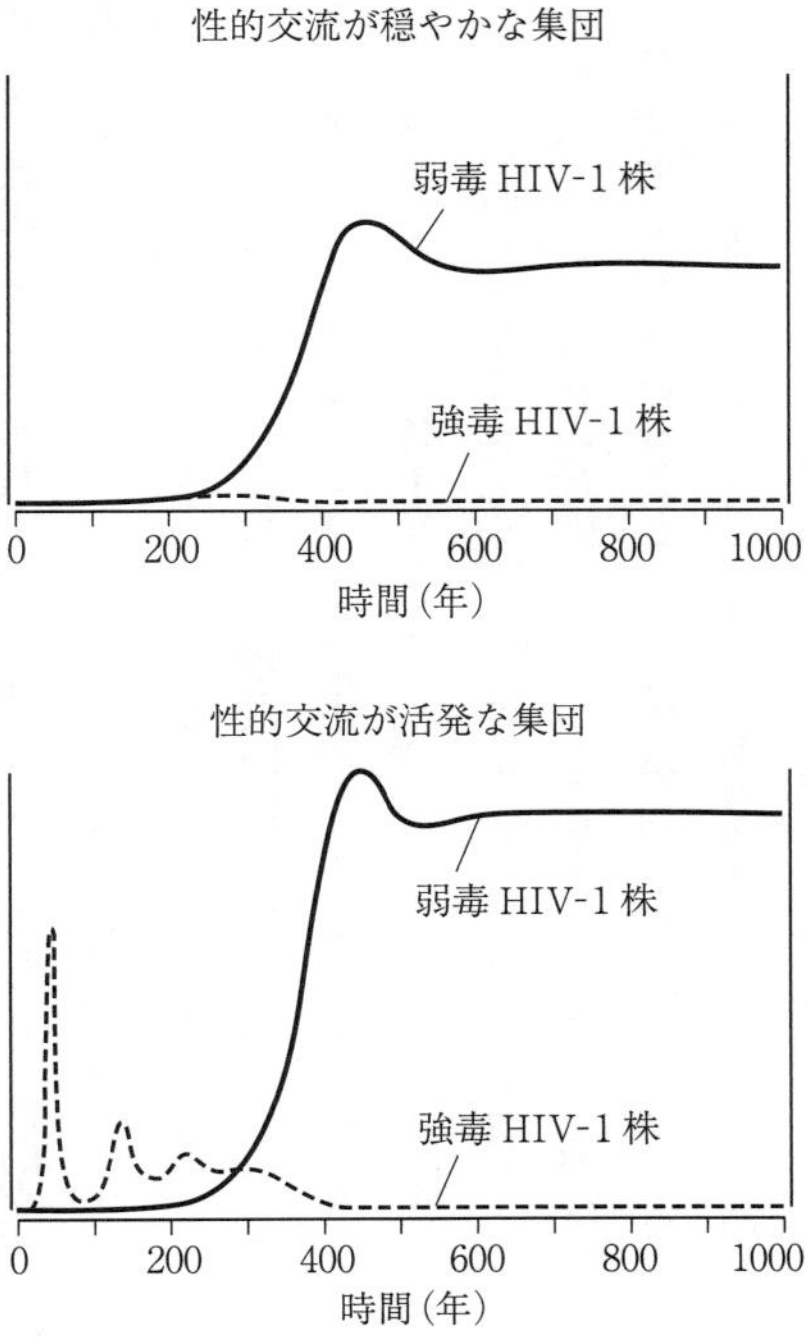

図 3-4　強毒 HIV-1 株と弱毒 HIV-1 株の流行シミュレーション

緩やかな集団では弱毒HIV-1株が優位に流行し、性的交流が活発な集団では強毒HIV-1株が優位となることがわかった。第二に、長期的(五〇〇─一〇〇〇年)には、人々の行動にかかわらず弱毒HIV-株が優位に流行することがわかった。

この結果は、エイズ流行の初期段階から流行を追跡調査してきたヤープ・ゴズミットらの研究結果とも一致する。こうした結果から明らかになったことは、第一にエイズ流行において人々の行動のあり方はHIV-1株を選択する自然圧力となるということ、その選択圧力の方向性は、強毒HIV-1株を選択する圧力にも、また弱毒HIV-1株を選択する圧力にもなりうること、第二に人々の行動変容によるHIV-1株の選択は五─一〇〇年という比較的短い時間で達成できるということ。そして第四に長期的(五〇〇─一〇〇〇年)には、人々の行動にかかわらず弱毒HIV-1株が優位に流行するということであった。となると問題はそうしたウイルスに対する人々の行動という選択圧力が何に起因するかということになる。

HIV-1感染の場合でいえば、潜伏期間が短く、感染効率および致死率の高い強毒HIV-1株は、その高い感染効率と致死率、そして短い潜伏期間ゆえ、宿主を消耗し尽くしてしまうと考えられる。つまり、新たな宿主が次々と供給される環境、感染者と非感染者が頻繁に接触する環境でのみ強毒HIV-1株は生存が可能となる。別の言い方をすれば、感染者と非感染者の接触頻度が低くなればなるほど強毒HIV-1株は、自らがもつ「強毒」であるという特性ゆえに消滅するという運命を辿ることになるのである。そして長い目で見たとき、強毒HIV-1株は、自らの生存を支える宿主集団(HIV感染の場合でいえば性的交流の活発な集団)を巻き込みながら消えてゆき、潜伏期間が長く、感染効率および致死率の低い弱毒HIV-1株が強毒HIV-1株に代わって優位となり、ヒトとの間にある種の安定した関係を作っていくことになる。そうした関係をヒトという宿主との間で作り出したウイルスの一つがHTLV-1だともいえる。

一万年ほど前にヒト社会に持ち込まれ、現在もいくつかの地域で流行がみられるHTLV-1は、HIV-1と比較すれば、潜伏期間が長く、感染効率の低い弱毒ウイルスである。もちろん、一万年ほど前にこのウイルスがヒト社会に持ち込まれたときから、そうだったかどうかはいまとなっては誰にもわからない。おそらく、いまよりは毒性の強い、つまり潜伏期間が短く、致死率の高いウイルスだったに違いない。いずれにしても、HTLV-1は一万年という時間のなかで、潜伏期間が長く、感染効率および致死率の低い、弱毒ウイルスであるというまの特性を獲得した。そしてその特性ゆえ、何千年にもわたってヒトという種に感染し続けてきたのである。そのHTLV-1は現在、人々の移動の少ない辺境の地に隔絶されて存在するのみならず、そうした地域からも徐々に姿を消そうとしている。

一方、ここまでの適応を果たしたウイルスの消滅は、ある意味で別な問題を生み出すのではないかと思う。問題とは、まず第一に、HTLV-1が消滅したあとの生態学的ニッチ[4]を埋めるため新たなウイルスが出現する可能性であり、第二に、ウイルスが自らの生存をかけて変化(変異)していくという可能性である。その場合の変化は、短期的にはおそらく、毒性が強く感染効率の高い方向へ向かう。いまのHTLV-1はまだ、ヒトの一生涯という時間のなかでいえば、一〇〇人に約五人の割合で白血病発症という結果をもたらす。潜伏期間が平均で五〇―六〇年であるためである。しかし、平均的な潜伏期間が一〇〇年を超えればどうだろう。ヒトとの完全な共存が可能かもしれない。さらに平均的な潜伏期間が二〇〇年を超えれば確実に共存は可能となるだろう。そうした可能性を秘めたウイルスの消滅はある意味で人類にとっての大きな損失かもしれない。病気を引き起こさないウイルスは、新たな毒性の強いウイルスがヒト社会へ侵入する際の防波堤となってくれる可能性があるからだ。このことは、エイズについてもいえる。今後、平均的潜伏期間が一〇〇年、二〇〇年を超えるHIVがヒト社会に現われたとしたらどうだろう。ヒトはHIVに感染するが、その生涯にエイズを発症することはない。ただ感染しているだけという無症状の期間が続く。一方で、HIVが占めているニッチは、他のウイルスによる感染に対する防波堤となる。その時私たちはもしかしたらＨＩＶとの共存に感謝することになるのかもしれない。一つひとつのウイルスを理解し、そのウイルスとの共存・共生の道を模索する。こうしたことは二一世紀に求められるパラダイムではないかと考える。

共生——私たちの前に隠された鍵

ウイルスとヒトが敵対関係にあってはいけないというのは、次のような二人の研究者の会話からも明らかだ。

「考えてもみろ。ヒトとウイルスの戦いで勝利するのは、どちらだと思う？　間違いなくウイルスだろう。ウイルスとヒトでは、複製のスピードと変化の速さがまったく違う。ヒトという種が複製し、次世代に遺伝子を伝えていくのに必要な時間は約二五年だ。一方、ウイルスの複製は秒単位、分単位だ。そうした複製の速さを利用してウイルスは、その姿を変え、薬剤耐性能力や免疫系からの逸脱能力を獲得していく。私たち人間がいくら効果的な薬を開発しようと、それは所詮、対処療法に過ぎないんだ」

「なるほどね。私たち人間が何千年、何万年という歳月をかけてしか獲得できない形質変化をウイルスは一日、あるいは数日という単位で達成していくわけだ」

「生物か、非生物かという話は別にして、ウイルスが複製していくためには、必ず宿主が必要だ。そこに、共生の鍵が隠されているはずなんだ。私たちはその鍵を、いまだに見つけることができないでいる。それだけのことに過ぎないんだよ」

「その鍵が問題だな」

医療生態学の視点から

さて、インフルエンザウイルスはヒトとの適応段階でいえば第三段階にあるウイルス、あるいは第三段階から第四段階への移行期にあるウイルスと考えることができる。インフルエンザウイルスは基本的に水鳥を宿主とするが、数十年に一度、周期的に大流行し、ヒト社会に大きな被害をもたらす。これは、ヒト社会に新たに出現するインフルエンザウイルスに対し、私たち人類が感染防御免疫を持たないことが一つの原因であると考えられるが、被害の程度を大きく規定しているものがウイルスの致死率であることも事実である。このことは、スペイン風邪の流行と香港風邪の流行を比較してみるとよくわかる。一九一八年から一九年にかけて流行したスペイン風邪では四〇〇〇万−五〇〇〇万人、あるいは一億人とも推測される死者がでたが、一九六八年に流行した香港風邪は、死者の数で評価すれば、季節性のインフルエンザ流行がやや悪性だった程度の被害をもたらしただけであった。

現在、アジアで流行している鳥インフルエンザウイルスが、高い致死率を維持したままヒトに適応し大流行する事態はなんとしても避けなくてはならないが、もし新たにヒト社会に出現するインフルエンザウイルスがヒトにとって極めて致死性の低いウイルスであったとすればどうだろう。

医療生態学的な視点からみた場合の一つの理想は、インフルエンザウイルスを根絶したり、あるいはインフルエンザウイルスと存亡をかけた闘いを行ったりするのではなく、致死率の極めて低い（あるいは理想的には致死率がゼロの）新型インフルエンザウイルスが周期的に世界的流行をし、そうしたウイルスを私たちヒトが制御できる状態を確保するということかもしれない。そうすれば、新たな未知のウイルスがヒト社会に出現するための生態学的ニッチをウイルスに与えることなく、つまり将来にわたる潜在的リスクを増大させることなく、現在の社会的リスクを最小化することができるかもしれない。

もちろん、こうした弱毒インフルエンザウイルスが将来にわたって低い致死率を維持する保証はいまのところどこにもないが、私たち人類がウイルスとの闘いに最終的には勝利できないとすれば、同じ生物として、共存・共生する道を模索するという視点に立って、インフルエンザの流行という事象をもう一度考えることが必要かもしれない。

個人的には、こうした生態学的視点に立った医学、感染症学の構築が今後求められていくのではないかと考えている。[5]

しかし一方で、許容できない高い致死性を持つウイルス出現の可能性が、いまここにある以上、その拡大を見過ごすわけにはいかないことも確かである。それは医学に携わる者としては当然のことであろう。現在の社会で何千万、何億人という死亡者発生の可能性を見過ごせる医学者などいるはずもあるまい。私たちには短期的視点に立った対策と、中長期的視点に立った施策が求められているのである。

そのような二つの視点の必要性を理解した上で、次章では、いま出現の危機を迎えている新型インフルエンザに対し、私たちが何をなすべきか、あるいはできることは何かについて考えてゆきたい。

【注】

（1） 共生の定義はあいまいであるが、ここでは共生を「双方が利益を得る関係」、つまり相利共生の意味で使用している。相利共生に対して、「一方が利益を得るが、一方は特に利益を得ることのない関係」を片利共生という。

（2）疾病負担の重さは、障害調整生存年数（DALYs：Disablity Adjusted Life Years）で比較されることが多い。障害調整生存年数は集団の健康度を示す尺度として、最適な健康状態でない期間を考慮に入れるために、死亡と罹患を組み合わせた平均余命の指標となっている。この指標は、地球規模の病気による負担を計算するために開発された健康尺度であり、様々な介入の結果を比較する際にも有効な指標となっている。ＷＨＯや世界銀行その他の機関でも用いられている。

（3）*Guns, Germs, and Steel: The Fates of Human Societies* の著者ジャレッド・ダイアモンドは、病原菌とヒトの適応の段階を四段階に分けている。

（4）生物が自然の生態系のなかで生きていくために不可欠な環境があるが、生物種が生態系内でこうした環境を巡る種間の争奪競争に勝ち抜くか、耐え抜いて得た地位が生態学的ニッチと呼ばれる。たとえば人為的要因などによって生態系が攪乱された場合など、この生態学的ニッチが混乱する。そのため、種々の生物種がこの生態学的ニッチを巡って競合する。こうした競合は生態学的ニッチが安定するまで続けられると考えられている。

（5）ウイルスが生物であるか非生物であるかは議論の分かれるところであるが、ウイルスが集団として自らを取り巻く環境の変化に対して、あたかも自らが生存への意志をもったかのように振舞うことがあることから、ウイルスを生物の一つとして考えたい。

第 4 章
新型インフルエンザにどう対応するか
―国境を越えて―

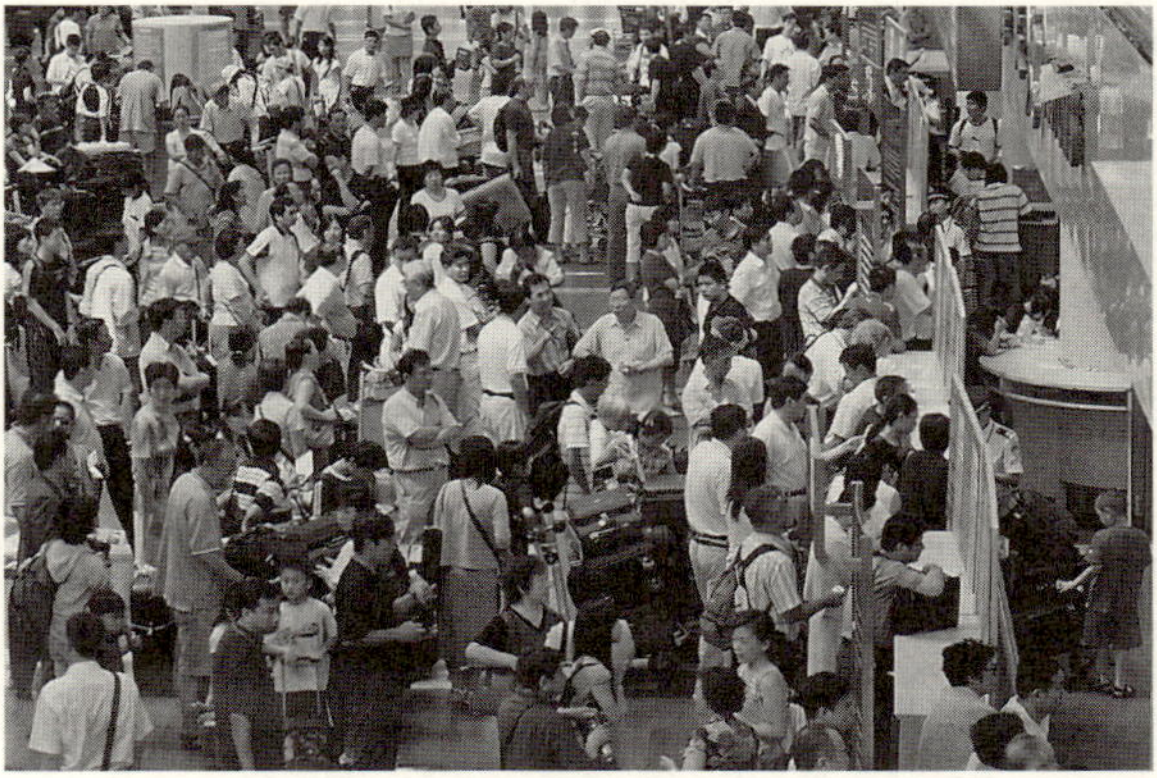

国際空港で出国を待つ人々．北京にて（©AP/WWP）

アジア経済に与える影響

二〇〇五年一一月、アジア開発銀行(ADB)は、現在流行中の鳥インフルエンザ(H5N1)が、今後ヒト型へと変化し流行が長期化した場合のアジア経済への影響を予測した報告書をまとめた(図4-1)。報告書では新型インフルエンザが流行した場合を二つのシナリオに分け影響を予測している。

第一のシナリオは、新型インフルエンザによる感染率が地域内で二〇パーセント、致死率が〇・五パーセント、三〇〇〇万人の死者がでると想定し、その影響が半年間続くと仮定したものとなっている。この場合、アジアの経済成長率は二・三ポイント低下し、被害予想総額は九九二億ドル(一ドルを一一五円で計算すれば、一一兆四〇八〇億円、以下同)と予測されている。第二のシナリオは、経済への影響が一年間続くと仮定した場合で、経済成長率は六・五ポイント押し下げられ、成長率自体、〇・一パーセントと、ほぼゼロになり、被害想定額は二八二七億ドル(三二兆五一〇五億円)になるという。

アジア開発銀行は二〇〇三年にSARS(重症急性呼吸器症候群)が流行した際のアジアにお

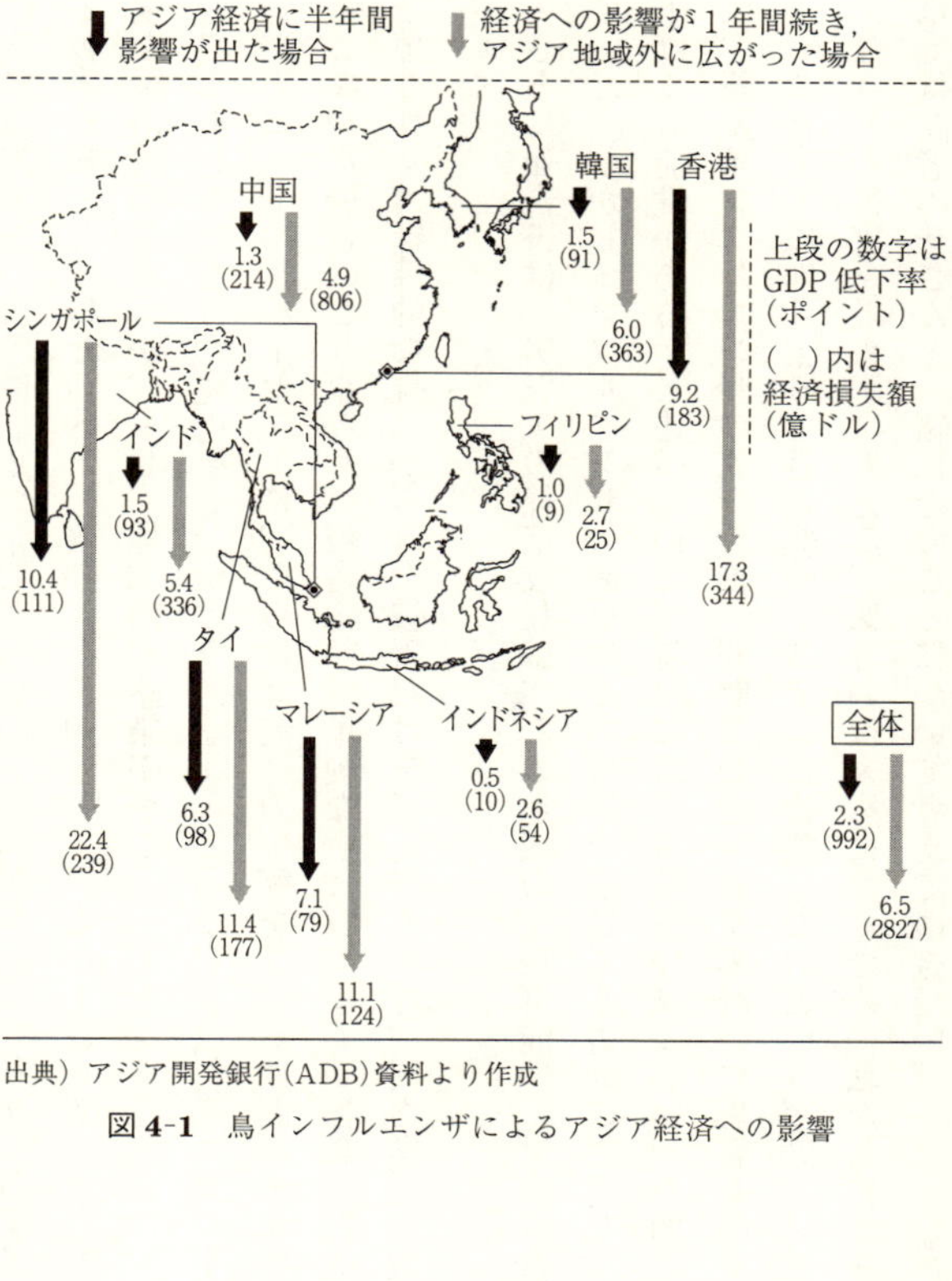

出典）アジア開発銀行（ADB）資料より作成

図 **4-1**　鳥インフルエンザによるアジア経済への影響

ける経済被害を一八〇億ドル(一兆七〇〇〇億円)[1]と見積もっているが、新型インフルエンザによる被害総額としてはその約一〇倍の規模を想定していることになる。こうした数字だけでも大変な経済被害であるが、もし、地域内の感染率が二〇パーセントを超え、三〇パーセント、四〇パーセントになり、死亡率も、アジア開発銀行が想定している〇・五パーセントではなく、一パーセントや二パーセントに、さらには流行の影響を受ける期間が一年ではなく、二年、三年となった場合はどうだろう。被害総額は単純な掛け算でなく、指数関数的に増加することが予想される。経済的な視点からみた被害だけを考えてみても、天文学的な数字になることは間違いない。

さらに報告書は「アジアの経済成長は、この地域の成長可能性に対する自信が裏付けになっていた。しかしインフルエンザの流行はその自信を揺さぶる方向に作用し、将来の投資を押し下げる可能性がある」と述べている。将来に対する投資の減少といった間接的な影響を考えれば、新型インフルエンザの流行は長い期間にわたって世界経済に影響を与え続ける可能性がある。これまでに作り上げてきた経済システムが機能しないという事態さえ想定される。

こうした被害を最小限に抑える、あるいは未然に防ぐために私たちにできることは何か。本章では読者の皆さんと一緒にそのことについて考えてゆきたい。

表 4-1　新型インフルエンザ対策指針

プレパンデミック期 (新型インフルエンザ出現以前)	ヒトへの感染機会を低減 早期警戒システム強化
新型ウイルス出現期	早期封じ込め 流行遅延措置
パンデミック期 (国境を越えた流行)	罹患率，死亡率の低減 社会機能の破綻回避 効果的な対策のための研究の推進

出典）世界保健機関(WHO)資料より作成

インフルエンザ対策計画

二〇〇五年、WHOは新型インフルエンザ対策計画として国際社会が取り組むべき対策指針を発表した。そのなかで、WHOは新型インフルエンザ発生状況を三つの時期に区切った上で、それぞれの時期に必要な対策指針を報告している(表4－1)。この指針は、新型インフルエンザの発生状況により対応が異なるということを示している。新型インフルエンザへの対策を理解するためには、まずそのことを理解する必要がある。

新型インフルエンザ出現以前の対策としては、何よりも新型インフルエンザの出現リスクを低減することが最大の目的となるのに対し、ひとたび新型ウイルスが出現した場合には、その被害を最小限に抑えることが対策の主たる目的となる。そうした意味において、WHOが発表した対策指針は、私たちがいつ何をするべきかを教えてくれるものとなっている。

新型インフルエンザ出現以前の対策

先にも述べたが、この時期に最も大切なことは、新型インフルエンザの出現リスクを低減することである。現在、私たちが置かれている状況にあてはめてみると、鳥インフルエンザが新型インフルエンザへ変化するリスクを低減させることが最も重要な対策となる。そして、こうしたリスクは基本的に確率論の問題に置き換えることができる。別の言い方をすれば、ヒトへの感染機会が増加すればするほど、インフルエンザウイルスがヒトへ適応する機会は増加する。したがって、現在アジアで流行している鳥インフルエンザがヒト型へ変化するリスクを低減するためには、トリからヒトへの感染機会を低下させることが必要となる。

そのためにはまず、トリにおけるインフルエンザの感染をコントロールすること、次いでトリからヒトへの感染機会を減少させることが重要となる。

鳥インフルエンザのヒトへの感染機会は、第1章の「インフルエンザ流行を規定するもの」でも述べたように、トリとヒトとの物理的接触頻度と接触一回当たりの感染確率の掛け算に比例する。したがって、ヒトにおける鳥インフルエンザ感染症例を少なくするためには、第一にトリとヒトとの物理的接触を減らし、第二にトリとヒトが接触する際の一回当たりの感染確率を下げなければならない。トリに対するインフルエンザ対策は接触一回当たりの感染確率を低減することに大きく貢献する。たとえば、トリ集団にインフルエンザが存在しなければ、どれほどヒトとトリが接触したとしても、ヒトへの感染が起こらないことは直感的にも理解できるであろう。一方、トリにおけるインフルエンザの根絶が困難だとすれば(野生の水鳥や渡り鳥の間ですでに感染が確認されている状況では根絶は現実的には困難である)、トリとの不必要な接触を避け、マスク着用や手洗い、うがいを励行することによって一回当たりの感染確率を下げることが有効な対策ということになる。しかしひとくちにトリとの不必要な接触を避け、マスクや手洗い、うがいを行うといっても人々の行動を変容することは容易ではない。地道な住民啓発活動、正しいリスク・コミュニケーション[2]が必要となる。

一方でそうした活動を行いつつも、ヒトへの感染に対する監視を継続することもこの時期の重要な対策となる。早期警戒システムを構築し、万が一、新型ウイルスが発生した際にその発生を早期に発見できる体制を構築することが欠かせない。検査室の整備、報告システムの強化といった取り組みも重要だ。現在、鳥インフルエンザによって影響を受けているアジアの国々を始めとする多くの開発途上国では、こうした体制の整備はまだまだ十分とはいえない。

世界的規模で報告システムを強化し、遅れのない対応につなげるために、国際社会はＷＨＯ

を中心として国際保健規則を半世紀ぶりに改正した。

国際保健規則——半世紀ぶりの改正

国際保健規則は国際的な交通に与える影響を最小限に抑えつつ、疾病の国際的伝播を最大限防止することを目的とした国際規約である。一九五一年、国際衛生規則として制定され、六九年国際保健規則と改名された。改正前の国際保健規則は、黄熱病、コレラ、ペストの三疾患を対象とし、WHOへの報告、保健措置に関する加盟国およびWHOの責務を規定しているものであった。しかし、近年、新興・再興感染症の流行増加は、改正前の国際保健規則では対応しきれない状況を次々と生みだした。改正に向けての国際世論が高まってきていたのである。

そうした動きを受けて、一九九五年、第四八回世界保健総会において、改正へ向けた決議案が採択された。国際保健規則の改定作業はいくつかの部会に分かれて行われ、何回かの政府間作業部会等を経て、二〇〇五年五月二三日、第五八回世界保健総会において、改正国際保健規則が採択された。

改正のポイントは、報告対象疾患の拡大と連絡体制の整備にあった。同時に加盟各国のサーベイランス(調査)、緊急事態に対する対応能力規定が盛り込まれることになった。また、非公式な情報について、WHOは当該国に照会・検証を求めることができるようにもなった。検証を求められた加盟国は二四時間以内にその検証要求に対し、初期反応を示さなくてはならない。万が一、加盟国がWHOからの協力依頼を受諾しない場合、公衆衛生に及ぼすリスクに鑑み、それが正当化される場合において、WHOは知りえた情報を他の加盟国と共有することができることになった。こうした改正内容がSARS流行時の教訓に学んだものであることは間違いない。改正のポイントについてもう少し詳しく見てみよう。

報告対象疾患は、上記三疾患から「原因を問わず、国際的な公衆衛生上の脅威となりうる、あらゆる健康被害事象が報告の対象となる」と拡大された。加盟国は、その領土内において発生した事案の国際的な公衆衛生に及ぼす影響を評価することが求められ、規則に定める基準（図4-2）を満たす事象については、WHOへの報告が求められることになった。また、天然痘、野生株由来のポリオ、新型インフルエンザ、SARSの四疾患については、一例の患者発生でも報告の対象となることが定められた。

連絡体制に関しては、WHO、加盟国双方に連絡の窓口となる責任者を置き、迅速な連絡が取れる体制を確保しておくとも定められている。また、改正国際保健規則は、緊急事態発生時において加盟国が最低限備えておくべき能力についても触れている。

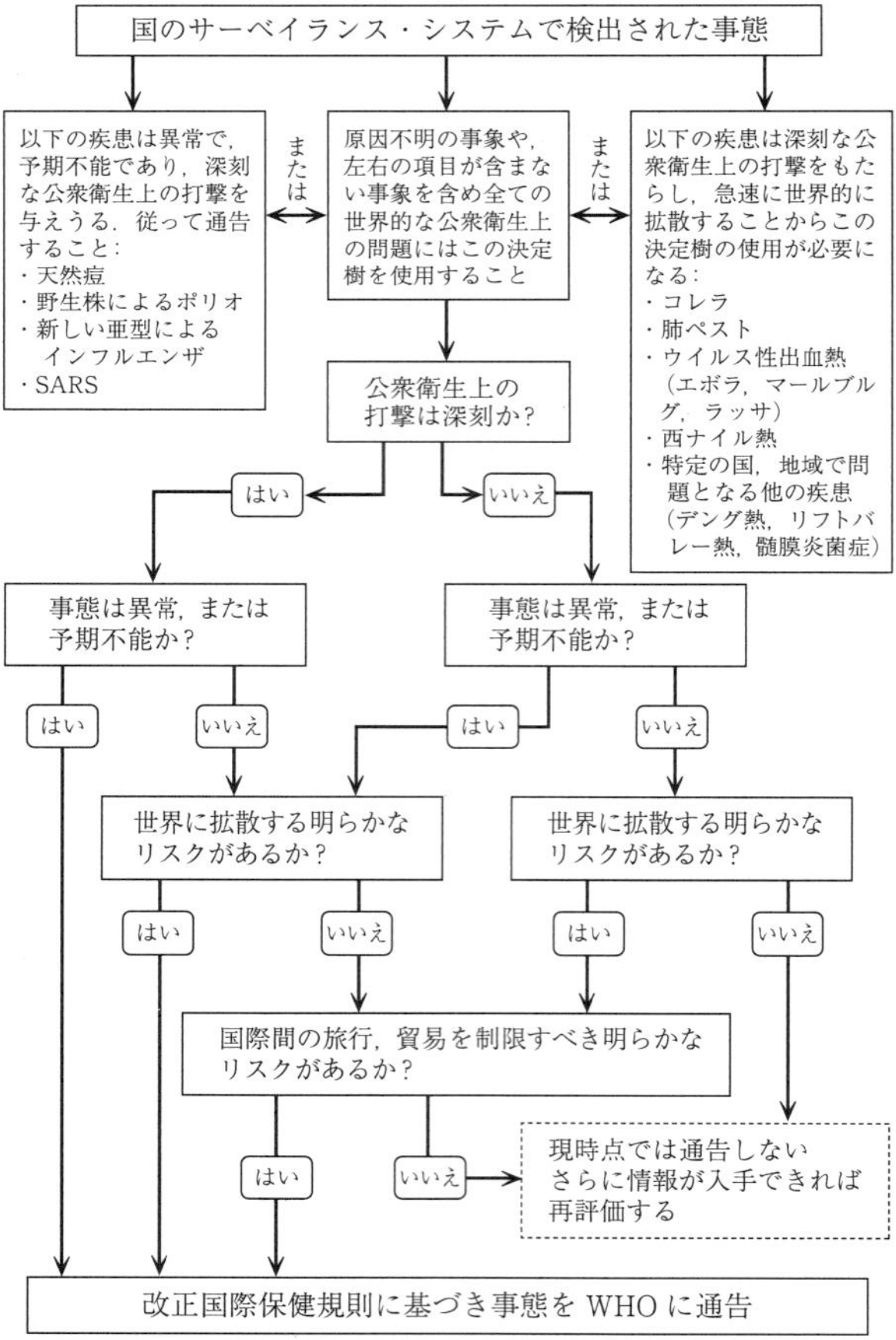

国のサーベイランス・システムで検出された事態
以下の疾患は異常で，予期不能であり，深刻な公衆衛生上の打撃を与えうる．従って通告すること：
・天然痘
・野生株によるポリオ
・新しい亜型によるインフルエンザ
・SARS
または
原因不明の事象や，左右の項目が含まない事象を含め全ての世界的な公衆衛生上の問題にはこの決定樹を使用すること
または
以下の疾患は深刻な公衆衛生上の打撃をもたらし，急速に世界的に拡散することからこの決定樹の使用が必要になる：
・コレラ
・肺ペスト
・ウイルス性出血熱（エボラ，マールブルグ，ラッサ）
・西ナイル熱
・特定の国，地域で問題となる他の疾患（デング熱，リフトバレー熱，髄膜炎菌症）
公衆衛生上の打撃は深刻か？
はい
いいえ
事態は異常，または予期不能か？
事態は異常，または予期不能か？
はい
いいえ
はい
いいえ
世界に拡散する明らかなリスクがあるか？
世界に拡散する明らかなリスクがあるか？
はい
いいえ
はい
いいえ
国際間の旅行，貿易を制限すべき明らかなリスクがあるか？
はい
いいえ
現時点では通告しない
さらに情報が入手できれば再評価する
改正国際保健規則に基づき事態をWHOに通告

図 4-2　世界的な公衆衛生上の緊急事態になりうる事態の評価，通告のための決定樹

こうした改正は当然、新型インフルエンザ発生の脅威を視野に入れたものとなっている。改正国際保健規則の発効は二〇〇七年五月と決められた。しかし、その精神はいまからでも実行可能である。国際社会による改正国際保健規則の早期実施を願ってやまない。

新型インフルエンザウイルス出現期に必要なこと

この時期の対策の目的は、新型ウイルスを早期に封じ込めること、あるいは万が一、封じ込めに成功しなかったとしても、それ以降の流行拡大速度の遅延をはかることにある。

二〇〇五年に『ネイチャー』と『サイエンス』という二つの科学雑誌に新型インフルエンザ早期封じ込めに関する論文が掲載された。論文は数学モデルを用いて、新型インフルエンザ早期封じ込めの可能性を試算したものであった。それによると、最初の患者が発生した後、およそ三週間以内に患者が発生した地域の住民の八割に抗ウイルス薬を予防的に投与すれば、その他の公衆衛生学的措置(患者発生地域住民の移動制限、学校の閉鎖、集会の禁止等)と併せて、新型インフルエンザの封じ込めは可能であるというものであった。このシナリオには、新型インフルエンザウイルスの感染性がそれほど高くないこと、発生が人口密度の高くない地域で起こること、といった前提条件が付くが、新型インフルエンザ早期封じ込めのための基礎資料を提供するという点において大きな意味があった。

一方、新型インフルエンザウイルスが、いつどこで発生するか、どのようなウイルス学的特性を備えることになるかについて、現時点で予測することはできない。その意味では、現段階で新型インフルエンザの早期封じ込めが成功するか否かについても言及することはできない。しかし、少なくともこうした封じ込め対策が新型インフルエンザの世界的流行を遅延させることだけは確かである。

新型インフルエンザ封じ込めのために国際社会が準備しておくべき計画として、抗ウイルス薬の国際的あるいは地域的備蓄とその配布メカニズムの確立が挙げられる。インフルエンザに対する抗ウイルス薬は、感染以前に投与することによって予防的効果を発揮することが期待できる。つまり、ヒトからヒトへの感染能力を獲得した新型インフルエンザの発生地域において、抗ウイルス薬を広く予防的に投与すれば、結果として新型インフルエンザに感受性のある人の数を減少させることが可能となり、流行の早期において、新型インフルエンザの封じ込めを行うことが可能となる。これが、新型インフルエンザ封じ込め対策の理論的背景である。

ただしこの対策にはいくつかの問題点が残ることも確かである。第一に、世界中に存在する抗ウイルス薬の絶対量は限られており、その結果、流行初期の段階において封じ込め対策に使用できる抗ウイルス薬の量も限られたものにならざるをえないということである。理想的には、必要とされる場所に速やかに必要量の抗ウイルス薬を届けるためには、新型インフルエンザ発生の可能性がある場所に、あらかじめ必要量の抗ウイルス薬を備蓄すればよい。しかし一方で、封じ込め対策のために使うことのできる抗ウイルス薬の価格は高く、数にも限りがある。また、薬の保管を含めた管理の問題も残るだろう。そうした問題を考慮すれば、ある場所に抗ウイルス薬を集中的に備蓄しておき、非常事態の発生時には、国際緊急対応チームが当該国へ移送し、配布を行うという案が浮かぶのは、ある意味で必然といえるだろう。事実、いま国際社会は抗ウイルス薬の国際備蓄、地域備蓄に取り組んでいるところである。日本政府もＡＳＥＡＮ諸国を中心とするアジア地域の地域備蓄に積極的に取り組んでいる。

第二に、限られた量の抗ウイルス薬を必要な場所に、できるだけ速やかに配布する必要がある。対策の発動が遅くなればなるほど新型インフルエンザの封じ込めは失敗に終わる可能性が高くなる。できるだけ早い機会に封じ込め対策を発動できれば対策成功の可能性は高くなる。しかし一方で、ひとたび新型インフルエンザの発生が宣言された場合の社会的混乱も考慮しなければならない。

人の移動禁止や国境封鎖さえ検討される状況のなかで新型インフルエンザ発生の一報が報じ

られれば、社会の混乱は避けられない。SARS流行時に見られた出来事を振り返ってみれば、こうした状況もよく理解できるだろう。そして社会の混乱という要因以外にも、ここでも、抗ウイルス薬の備蓄量そのものが制約要因となってくる。また、安易な抗ウイルス薬の投与は、副作用の問題を引き起こす可能性もある。

これらを考慮すれば、新型インフルエンザ封じ込め対策発動の引き金を、いったい誰が、どのように引くのか、という問題が極めて現実的かつ実践的な問題であることがわかる。情報量の豊富さ、専門的知見の蓄積から考えて、この対策の引き金はWHOが引く以外にはないと個人的には考える。WHOのなかでは、専門家によるタスクフォースの構築を含め、現在こうした事態に備えた体制作りが進められていると聞く。

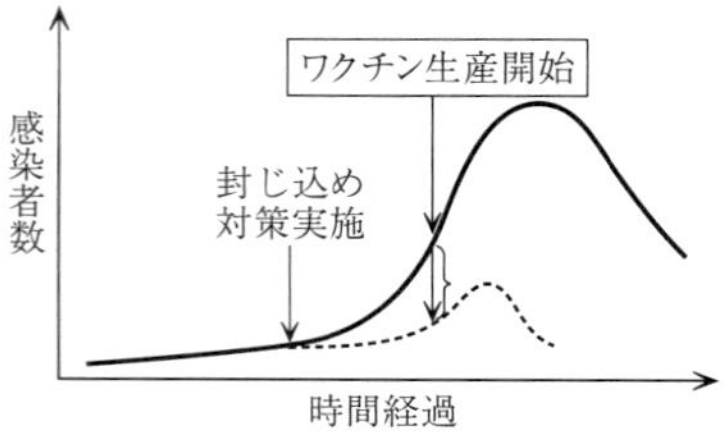

図 **4-3**　封じ込め対策と感染者数

一方、抗ウイルス薬配布に関するロジスティックス（物流管理システム）の問題も、封じ込め対策を考える際には無視できない。国際的・地域的に備蓄された抗ウイルス薬を誰が発生国に届け、発生国内で誰が配布を行うかといった具体的な問題である。こうした問題を今後一つひとつ詰めていく必要がある。そのためには、各国および国際機関が連携して、新型インフルエンザが発生した場合に想定される状況に対して実践的訓練を行うことも有効かもしれない。もちろんこうした対策を実施しても、新型インフルエンザの封じ込めが必ず成功するとはいえない。それでも、対策は必要なのである。

図４－３は、新型インフルエンザ発生時に封じ込め対策を行った場合と行わなかった場合の感染者数増加のようすを描いたものである。図からもわかるように、新型インフルエンザの感染者数は指数関数的に増加するが、封じ込め対策を行った場合、たとえ封じ込めに成功しなかったとしても、指数関数的増加の始まりを遅延させることはできる。その間に新型インフルエンザに対するワクチン生産が可能になれば、多くの人がインフルエンザ感染から免れることができる。そうした流行遅延効果がたとえわずか一週間、二週間であったとしても、封じ込め対策は意味のあるものとなる。事実、ひとたびワクチンの生産が軌道に乗れば、世界中で一日当たり数百万回分のワクチン生産が可能となるという。たとえ早期の封じ込めに失敗したとしても、流行遅延に対する対策に全力を尽くさなくてはならない理由がここにある。

パンデミック期の対策

パンデミック期における対策は罹患率、死亡率の低減と社会機能の破綻回避を目的としたものになる。歴史を振り返ってみれば、新型インフルエンザ流行の最盛期には、患者数・死亡者数とも激増していることがわかる。その影響は、社会全体における労働力の低下として現われてくる。病院は患者で溢れかえり、医療従事者自身もインフルエンザで倒れる。警察や消防といった公共サービスに従事する人たちの労働性も低下する。火葬場の機能も新型インフルエンザ流行の最盛期には、間に合わなくなる可能性がある。新型インフルエンザ流行の影響は、輸送や通信を含めた社会のあらゆる分野に重くのしかかる。

一方、過去の歴史から私たちはいくつかの教訓を学び取ることもできる。そうした教訓の一つは、インフルエンザは全ての国を同時に襲うことはなく、また国内においても国中を一気に襲うことはないということである。

第二の教訓は、流行の第一波の影響が大きかった地域では、第二波の影響が比較的小さいということである。このことは、新型インフルエンザの流行がひとたび始まったとき、どこに必要な人材や資材を配置すればよいかということに関して、わずかであるが考えるヒントのようなものを与えてくれる。無限でない資源を活用し、非常時に効果的な対策を行うためには資源の配置・配分に関して「選択と集中」が必要となる。それをはかりながら、新型インフルエンザの社会的・経済的影響を最小限に抑え、その間に可及的速やかに有効なワクチンの生産を開始し、その増産をはかる。こうした対策を国、地域、国際社会が協力しながら進めていく。そうした取り組みが、まさにこの時期に求められるのである。

ポストパンデミック期の対策

この時期には、被害状況を調査し、被害が甚大であった地域への復興に向けた支援が必要になる。世界中が被害に見舞われた状況のなかでも、被害の程度はおそらく国や地域によって大きく異なるだろう。被害が甚大だった国や地域のなかには、社会機能が長く回復しないところもあるかもしれない。本章の冒頭で述べた被害状況の推定は、その可能性を示唆している。そうした国や地域への支援は、国際社会が取り組むべき大きな課題となるはずである。

他方、新型インフルエンザ発生期からパンデミック期を通じて取られた対策への評価と反省も行われなくてはならない。その時々において最善と考えられて行われた対策のなかにも、成功例もあれば失敗例もあるだろう。そうした事例を客観的に評価し、そこから私たちは学ぶべき教訓を引き出さなくてはならない。過去の経験に学ぶことは、私たち人類の次世代への責任でもある。

こうした一連の対策にもいくつかの問題点が残る。なかでも私たちが真摯に取り組まなくてはならない問題として、「豊かな国」と「貧しい国」における格差の問題がある。ワクチンが、インフルエンザによる罹患率や死亡率を低減する上で、最も重要な対策となりうることには議論の余地がない。抗ウイルス薬の使用が新型インフルエンザによる死亡率を低下させるためにも有効だということもおそらく確かであろう。しかし、抗ウイルス薬の備蓄には多くの資金が必要であり、また、新型インフルエンザウイルスに対するワクチンの開発にも多くの資金と時間が必要となる。少なくとも二〇〇六年現在においては、新型インフルエンザワクチンの生産が開始されるまでに、半年程度の時間が必要であると考えられている。また生産が開始されたとしても、インフルエンザに対するワクチン生産能力を有する国は世界で一〇カ国以下であり、それらの国々におけるワクチン生産能力も、世界人口を対象としてワクチン接種を行うには十分なものとはいえない状況にある。

世界におけるワクチン生産能力は、ひとたび生産が開始されれば一日当たり数百万回分程度のワクチン供給が可能と前述した。一日当たり五〇〇万回分の生産が可能として一〇〇日で五〇〇〇万回分、大きな生産能力には違いないが、単純に掛け算を行うと、一〇〇日でも五億回分しか供給できないことになる。ワクチン生産までに半年という期間が必要だとすれば、新型インフルエンザの世界的流行が始まって一年で供給できるワクチンは、楽観的なシナリオのもとで一〇億回分に満たない。

「現在の状況が続くと仮定すれば、開発途上国の大半では流行の第一波に対しワクチンの供給が間に合わない。さらにいえば、流行が終息するまでの期間を通じてワクチン供給が間に合わない可能性がある」

二〇〇四年一一月、WHOが専門家に諮問した際に下された結論だ。

新型インフルエンザに国境はない。

豊かな国とそうでない国の間に存在するこうした格差に対して、私たちは何を考えなくてはならないのだろうか。新型インフルエンザの問題は一方で、いまを生きる私たちに大きな課題を突きつけてもいるのである。

【注】

(1) SARSの経済的損失に関しては複数の推計がある。これよりも大きな推計値として、損失額の総額を二八四億ドル(三兆二六六〇億円)とするものもある。

（2）リスク・コミュニケーションとは、私たちを取り巻くリスクに関する正確な情報を、住民を含む関係主体間で共有し、相互に意思疎通を図ることである。簡単な言い方をすれば、リスクについて直接間接に関係する人々が意見を交換することである。

エピローグ

―もうひとつの世界―

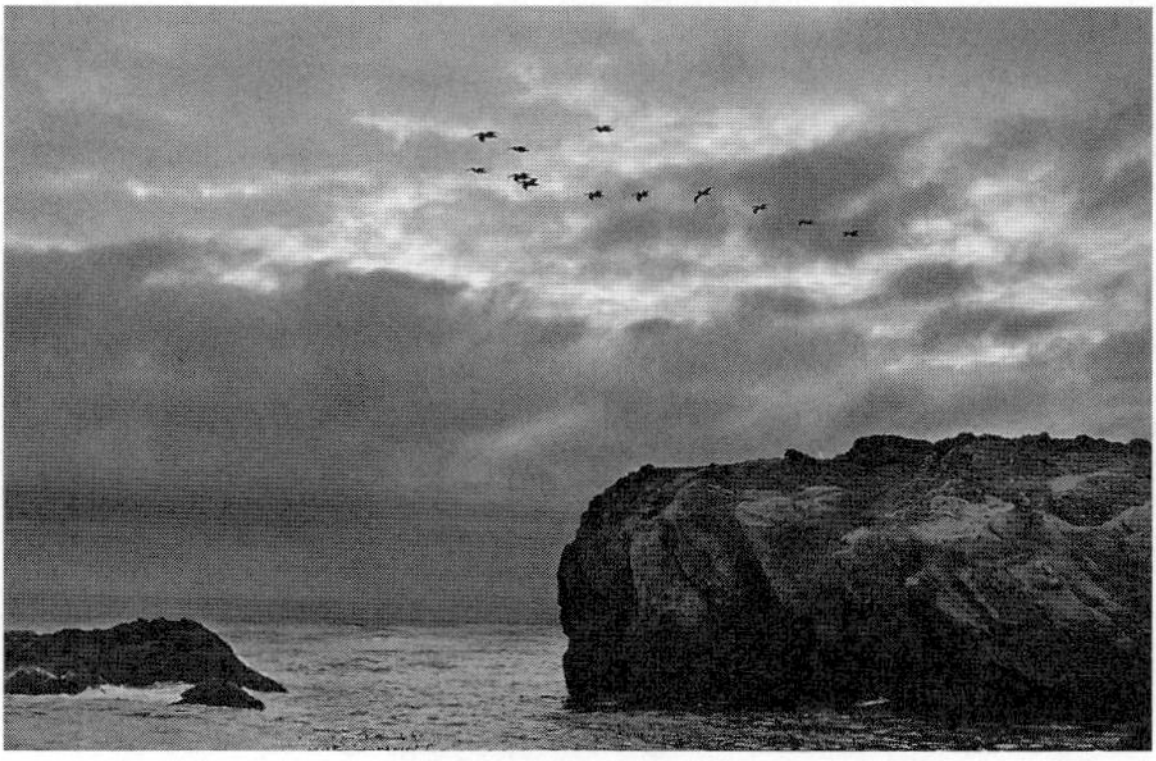

飛翔する渡り鳥（©Dan Bigelow/Getty Images）

1

ついにそのときがやってきた。

アジアのA国で鳥インフルエンザに由来すると思われる患者群が報告された。新型インフルエンザによる患者発生を最初に疑ったのは、世界四カ所に置かれているWHOインフルエンザ研究協力センターの一つである。新型インフルエンザ発生の可能性があるという情報は、WHO地域事務局を経由してジュネーブのWHO本部に報告された。同時に、各国政府や国連本部、UNICEF(国連児童基金)、UNDP(国連開発計画)といった関連国際機関、さらには赤十字本社、国境なき医師団など世界各地で医療活動に従事している団体にも伝えられた。

情報は一気に世界を駆け巡った。

WHO事務局長はニューヨークの国連本部に電話をかけ、事務総長に現状を詳しく報告した。状況を説明し終わった事務局長は電話を切る直前に「世界がふるえるかもしれません。事態は深刻です」と低い声でいった。

患者の集団発生を一度は認めたものの、A国政府はすぐにその存在を否定した。

患者発生を否定するA国政府への説得が続けられた。新型インフルエンザの封じ込めに早期の対応が重要であることはA国政府も理解していないわけではない。しかし、経済的ダメージと同時に国際社会における国のイメージ低下を懸念するA国政府は、その後も患者発生を否定し続けた。

情報開示を渋るA国政府の説得に積極的に動いたのは、アメリカ、イギリス、フランス、オーストラリア、日本といった国々やWHOであった。国連事務総長もA国政府首脳に直接電話をかけて説得に動いたという。この時点ではなによりもまず、専門家チームを派遣し、現状を把握するための調査が必要とされていた。援助を条件に、かなり強引にA国政府に専門家チームの受入れを認めるよう迫った国もあったという。

WHOから招集を受けた専門家たちはそれぞれの国の空港で、いつでもA国へ飛び立てるよう待機していた。各国の専門家からなる調査チームも出発の瞬間を今かいまかと待っていた。新型インフルエンザの封じ込めが成功するか否かは、時間単位の行動が左右する。水面下での説得が続けられている間にも時間は刻々と過ぎていった。

国際機関や各国からの緊急調査隊の受入れは拒んだものの、A国政府も手をこまねいていたわけではない。新型インフルエンザの発生を疑ったあと、独自の調査を開始すると同時に、患者発生地域を軍によって隔離することを決定していた。

患者発生が報告された村へ向かう道路は全てA国軍によって遮断された。事情を知らずに農作物や工具を運んできたトラックや乗用車は、村の手前四〇キロの地点に設置された軍の検問所で、全て引き返すように命じられた。巨大なブロックが道を塞ぎ、自動小銃を構えた兵士たちの横には大型の戦車がにらみをきかせていたという。

「とても事情を聞ける雰囲気ではなかった」と、運転手たちは記者たちの取材に応えて言った。

説得はあらゆるチャンネルを通して続けられた。A国はそうした国際社会からの説得を拒み続けることができなくなってきていた。

「国際的非常事態です。いま世界を救えるのはあなたしかいません」

国連事務総長がA国首相に電話で伝えた言葉が決め手になり、ついにA国は国際専門家チームの受入れを決断した。通常であれば、A国政府からの正式な派遣要請が各国の在A国大使館を通して本国へ伝えられ、それを受けて専門家チームが派遣される。しかし、今回はA国政府の受入れ表明と同時に各国が動いた。WHO事務局長が国連事務総長に患者発生の疑いを告げてから三日目のことであった。

空港近くに待機していた専門家たちは、出発準備を整えた上で滑走路に機体を休めていたチャーター機に乗り込み、A国へと飛び立った。

2

患者発生地に最も近い国際空港には、A国空軍のヘリコプターが何十機と待機していた。空港へ到着した専門家たちはそこでヘリコプターに乗り換え、現地へ向かう。

バタバタバタバタバタバタ――、バタバタバタバタバタ――。

何機ものヘリコプターが、プロペラの轟音を響かせながら東の空を目指して飛んでいく。ヘリコプターが患者発生地の村にある小学校の校庭に着陸すると同時に、宇宙服にも似た白い防護服に身を包んだ医師たちが次々と飛び出していく。医師たちが手にしていたのは、ウイルスのサンプル採取に必要な機材と新型インフルエンザの封じ込めに必要な抗ウイルス薬、衛星通信用機材などであった。

専門家によって構成されたチームは、第一班と第二班の二手に分かれて作業にあたることになっていた。第一班はウイルス学的検査を、第二班は疫学調査を担当する。

専門家チームは、いまや空き家となった校舎を接収して本部を設置した。村人や患者の疫学的状況を把握するための管理部門が置かれ、現場における中央実験室が組み立てられていった。中央実験室では、患者の血液が遠心分離され、冷却されて試験管に厳重に封印される。封印された血液サンプルは、ヘリコプターで国際空港まで運ばれ、直ちにＷＨＯの研究協力センターに送られた。ＷＨＯ研究協力センターでは、ウイルスの分離、解析が行われると同時にワクチン開発のための準備が進められる。

疫学調査チームのメンバーは村長や小学校の校長、保健師といった人々を探し出し、患者発生の状況把握を始めた。こうして患者の発生した家々を特定するのである。

患者発生に関する情報が集まり始めた。年齢・性別・職業などの患者情報がコンピュータに入力されていく。一人ひとりの患者が、赤い丸印として地図上に表示される。明らかに、患者集積性が認められる。集められた疫学情報は衛星通信を通じてリアルタイムでＷＨＯ本部に設置された対策本部に送られた。

3

ジュネーブのWHO本部内に設置された対策本部には、インフルエンザとフィールド疫学調査の専門家たちが世界各地から招集されていた。専門家たちには、それぞれの専門的見地から、いまA国で起こっている状況が新型インフルエンザの世界的流行の兆候なのか否かについての判断が求められていた。その判断に基づいて、最終的にはWHO事務局長が、抗ウイルス薬の大量投与を含む新型インフルエンザの封じ込め対策を実施するか否かを決定することになっていた。ひとたび封じ込め対策が発動されれば、人と薬が大規模に動員されることになる。二度、三度と作戦を発動する準備は国際社会のなかに整ってはいない。判断を誤ることは許されなかった。重圧のなかで専門家たちは昼夜を分たず働いた。

WHO事務局長の脳裏には、数カ月前に今回と同様、患者の集団発生を疑わせる報告が届いた時のことが浮かんでいた。そのときには幸い、報告が間違ったものであった。しかし、事態は対策発動手前まで進行した。専門家たちの意見も二つに割れた。

「報告が本当に新型インフルエンザの発生を疑わせるものであれば、行動は速いに越したことはない。しかし報告が間違いであったとしたら……」。事務局長はそのときの苦悩を思い出していた。

対策本部では現場から送られてくるリアルタイムな疫学情報と、WHO研究協力センターから送られてくるウイルス学的情報とが検討されていた。

患者から分離されたウイルスの遺伝子学的性状は、明らかにヒト型への変化を疑わせるものであった。同時に、現地の専門家チームからは複数の患者集団の存在が報告されてきた。対策本部に招集された専門家たちは「新型インフルエンザの発生である可能性が高い」と事務局長に答申した。

事態は急速に進行した。

非常事態が宣言され、封じ込め対策の発動が決定され、WHO事務局長の名前で世界へ向けて発信された。すぐに抗ウイルス薬の大量集中投与が患者発生地を取り囲むように開始されることになった。世界中から感染症の専門家たちが動員され、A国へ向かった。今回派遣される専門家たちには、新型インフルエンザの封じ込めが求められていた。

A国の軍隊も動員された。兵士二人に医師一人、三人一組のチームが人々に抗ウイルス薬を投与して回る。一日一回、飲み忘れのないよう医師の目の前で薬が投与された。

三〇年以上も前、天然痘を根絶に導く時に用いたやり方と基本的な考え方は同じであった。抗ウイルス薬を予防的に投与することで、患者の周囲からインフルエンザに感受性のある人々をなくし、ウイルスの伝播を阻止し、結果としてウイルスが自然と消滅していくのを待つというものである。新型インフルエンザに対する効果的なワクチンがない現在、国際社会がとりうる最善の方法であった。

同時に地域内においては全ての集会が禁止された。

一方、WHOの対策本部では、大きなスクリーンが患者発生地域の衛星写真を映し出していた。患者の集団発生が最初に報告された村を中心に半径一〇キロ、三〇キロ、五〇キロ、一〇〇キロの同心円が地図上に描かれている。三〇キロの同心円の範囲内にある村々は赤く塗りつぶされている。地図上に描かれた赤い色は、封じ込めに従事するメンバーが抗ウイルス薬の予防的投与を終え、厳重な監視が行われている地域を示していた。

WHOを中心とした国際対策チームは当初「一〇〇キロ、少なくとも五〇キロ以内にある村々には厳重な監視体制を置きたい」と考えていた。しかし三〇キロという範囲で妥協せざるを得なかったのは、人的資源と抗ウイルス薬の不足のためであった。さらにいえば、現在、封じ込めのために国際備蓄している抗ウイルス薬を全て投入することには反対も多かった。万が一、この封じ込めが失敗に終わった場合、次に打つ手がなくなるというのがその最も大きな理由であった。

封じ込めは成功したのか——。

それとも、二次感染が報告されるのか――。

関係者は、固唾(かたず)を呑んで事態を見守った。

一日、また一日と時間が過ぎ、やがて五日が過ぎた。

患者発生の報告はどこからもなかった。関係者の間に、新型インフルエンザの制圧が成功したかもしれないといった楽観論が広がり始めた。

4

だが一週間後――。

最初の患者集団が報告された村から約一〇キロ離れた二つの村で、三例の重症肺炎患者の発生が報告された。高熱と関節痛、下痢、さらには激しい呼吸困難の症状を呈しているという。

患者はすぐに病院に運ばれた。治療が開始されると同時に検体の採取が行われた。

患者が新型インフルエンザによるものかどうかは遺伝子解析の結果を待たなくてはならなかったが、その可能性は高かった。

「封じ込めは失敗した」と関係者たちは思った。

「少なくとも第一段階では」と。

「第二弾の封じ込めを行わなくては……」

関係者たちが次に考えたことはそのことだった。

実をいえば、この一週間、世界中の関係者たちは、現地からの報告をただ黙って待っていたわけではなかった。第一弾の封じ込めに失敗した場合の対応を協議していたのである。

「徹底した封じ込め作戦を行う」――これが関係者たちが出した結論だった。

遺伝子解析の結果が届いた。

結果は、新型インフルエンザウイルス陽性。

国際社会の合意に従って、第二弾にあたる封じ込めが展開された。患者の住む二つの村を中心として、半径三〇キロ以内にある村々の住民に抗ウイルス薬が投与され始めた。

指定域内の住民の数は約一八〇万人と推定された。抗ウイルス薬は一人当たり一〇錠として、一八〇〇万錠が必要となる。国際協調のなかで備蓄されている抗ウイルス薬の総量は、WHOが製薬メーカーから供与を受けて備蓄していたものを含めて、四〇〇〇万錠。一八〇〇万錠といえば、その四五パーセントに相当する。第一弾の封じ込めで使用した五五〇万錠と合わせれば、すでに備蓄量の約六〇パーセントが消えようとしていた。

第二弾の封じ込めには、さらに多くの人材が投入され、抗ウイルス薬が投与されていった。封じ込めが成功したかどうかは、一週間ほどで明らかになる。誰もが、それが一つの分岐点になると考え、不眠不休で働いた。

五日後――。

四つの村から新たに一二名の患者発生が報告された。新型インフルエンザの封じ込めが失敗したことは明らかだった。新たな患者発生の報告を受けて開かれた対策本部の会議は荒れた。あくまで第三弾の抗ウイルス薬投与による封じ込めを主張する専門家に対し、一部から反対の声が上がった。

第三弾の封じ込めを行うためには、三〇〇〇万錠の抗ウイルス薬が必要とされた。国際備蓄の残量が一六五〇万錠。となると一三五〇万錠の抗ウイルス薬が新たに必要となる。この一三五〇万錠の抗ウイルス薬の供与を巡って議論は対立した。最終的には、「三〇〇〇万錠を投入して、第三弾の封じ込めを実施したとしても、成功する可能性はほとんどない。貴重な抗ウイルス薬をこれ以上無駄にできない」という意見が通った。第三弾の封じ込めに使える抗ウイルス薬は国際備蓄の残量の一六五〇万錠だけとなった。

ＷＨＯは各国政府に自国民の二〇―三〇パーセントの人数分の抗ウイルス薬の備蓄を推奨していたが、各国とも平均でいえば、自国民の五パーセント分の備蓄を達成することがやっとという状況であった。さらに、この時点で方針を変更するべきか否かは、科学的見地から考えても難しい問題だったのである。これ以上感染が広がれば、もはや封じ込め対策は意味をなさなくなるという点では専門家たちの意見は一致していた。

しかし一方で、「今がこれからの世界にとっての分岐点となる」と考える専門家たちも多くいた。

ここで踏みとどまれば、少なくとも流行の拡大を遅延させることができる。その間に、新型インフルエンザに対するワクチンの開発を急ぐというのが、そうした主張をする専門家たちの考えであった。

事実、いまこの瞬間にも、各地の研究所でワクチン開発のためのウイルス分離が行われているはずだった。あと一週間もすれば、ウイルス分離が終わり、発育鶏卵での増殖、ウイルス粒子の濃縮精製、ホルマリンによる不活化といったプロセスに進んでいくはずだ。もちろんワクチン生産のこうした過程がすべて完了して生産が開始されるまでには、さらに数カ月の時間が必要である。しかし、ひとたびワクチン生産が軌道に乗れば、世界全体で一日当たり一〇〇万人分のワクチンの生産が可能となる。初期の感染流行を一日でも、二日でも遅らせることができれば、一〇〇万人、二〇〇万人の生命を救うことができるというのが、第三弾の封じ込めを行うべきだと主張する人々の思いであった。

もう少しいえば、「一日当たりのワクチン最大生産能力が一〇〇万人分とはあまりに低い」というのが、関係者たちの偽らざる気持ちでもあった。一〇日で一〇〇〇万人分、一〇〇日で一億人分、一年間フル生産を続けたとしても三億六五〇〇万人分、世界人口の約六パーセントに相当する量のワクチンしか生産できない。

「それでも、流行の拡大が一日遅くなれば一〇〇万人が救える――」

矛盾する思いを抱きながら、関係者たちは対策にあたった。

散発的に報告される患者情報をもとに、WHOを中心とする国際対策チームは第三弾の封じ込めを実施した。手持ちの一六五〇万錠だけを手にして。まるで、終わりのないもぐらたたきを続けているような思いにかられながら――。

しかし現実には、人類は新型インフルエンザとの初期の闘いにおいて、まさに敗北の瞬間を迎えようとしていた。一〇〇人単位での患者発生があちこちから報告され始めたが、それに対して、もはや打つ手は残されていなかった。抗ウイルス薬の国際備蓄は底を突いていた。

国境封鎖が一連の封じ込めに対する終止符となった。患者が報告された地域と外界を結ぶ全ての航空、鉄道、海運の運行が停止された。

「いまこそ国際的連帯を!」

A国首相は世界に向けて訴えた。しかし、国際社会はその声に応えるための手段を失っていた。

5

インフルエンザは燎原の火のように各地に広がっていった。

二月にアジアの片隅で始まった流行は、ほぼ二カ月でアジア全域に広がり、五月にはオーストラリア、六月には中東、ヨーロッパ、七月には南北アメリカ大陸へと広がっていった。八月に入るとアフリカからも患者発生の報告がもたらされた。

世界各地から被害の状況が報告された。多くの国で病院機能は破綻し、警察・消防などの公共サービスは麻痺寸前にまで追い込まれた。学校は閉鎖され、集会が禁止された。人々は感染の可能性を恐れ、地下鉄や鉄道、航空機の使用を避けた。街はその機能を停止し、まるで火が消えたかのように静まり返った。

経済活動を含む全ての国際的な活動が停止した。

一部の国で新型インフルエンザに対するワクチンの生産が開始されたが、輸出には禁止措置がとられた。

そして世界は沈黙した。

6

それから二年の月日が過ぎた。

猛威を振るった新型インフルエンザの流行もピークを越え、終息に向かっていることは明らかだった。冬が到来しても、インフルエンザによる死亡者数の増加はみられなかった。世界は前年までの騒ぎがまるで嘘のような静かな冬を迎えようとしていた。

新型インフルエンザに対するワクチンも、この年に入り、ようやく世界人口に対して十分な量が確保できる見通しがついた。

WHOは非公式に、新型インフルエンザの世界的流行に対する終息宣言を行う準備を始めた。

しかし世界の状況はといえば――。

世界中で一億二二〇〇万人が死亡したと推計された。

その一億二二〇〇万人のうち、一億二〇〇〇万人が貧しい国に暮らす人々であった。なかでも、サハラ以南アフリカの被害は大きかった。その理由としてエイズの流行を挙げる専門家もいた。

国連は世界各地に調査団を派遣し、被害状況を調べ始めた。

7

また春がめぐって来た。

新型インフルエンザ発生から三度目の春だ。

渡り鳥が南から北へ、誕生の地を目指して旅を始めた。

チベットにある青海湖でも、シベリアへ向かう渡り鳥が羽を休める姿が見える。

人類が生まれる前からの変わらぬ地球の姿だった。

しかし世界は、新型インフルエンザが出現する前とは明らかに違ったものになっていた。

国連がまとめた報告書には、多くの反省が綴られていた。しかし、救いがあったとすれば、それはその報告書のなかで、一連の封じ込め対策が次のように評価されたことだったかもしれない。

「初期の封じ込めによって、インフルエンザの世界的流行が二カ月遅延し、結果として二〇〇〇万人以上の生命が救われた」

あとがきに代えて

二〇〇五年九月二七日朝、私は国際緊急援助隊調査チームの一員として成田からインドネシアへと飛び立った。前日の調査チーム派遣要請から、わずか二〇時間ほど後のこと、まさに「取るものも取りあえず」の出発であった。その慌しさといったら、同じ調査チームに参加することになった国立感染症研究所の専門家の方々に、公用パスポートと航空機のチケットを、成田空港のロビーで私自身が手渡さなくてはならないほどであった。パスポートやビザ、チケットを含めて必要な書類関係が全て揃ったのは、前日の夜一〇時過ぎのことだったからである。

当時インドネシアからは、トリからヒトへの感染例が「疑い例」も含めて多数報告されてきていた。インドネシアが新型インフルエンザの発生地となる可能性が高まっていたのである。こうした状況に対して日本としてどのような協力ができるか、そのためには何より現地を知り、現場の状況を把握することが必要だった。

インドネシアへ到着した私たち調査チームは、翌日から保健省、農業省といったインドネシア政府機関、WHO、FAO（国連食糧農業機関）などの国際機関、国立感染症病院やインドネシアで初めてトリからヒトへの感染例を診断した病院などを回り、情報を集めるとともに、必要な助言を行っていった。なすべき対策は山のようにあったが、なかでも患者発生に対する監視システムの構築と検査体制の整備は喫緊の課題であることがわかった。そしてこの調査以降、私はインフルエンザ対策に直面することになったのである。

調査を終えて帰国した私は、その二日後の一〇月二日、今度はアメリカ政府が呼びかけた新型インフルエンザに関する国際会議に出席するためワシントンへ向けて飛び立った。世界八〇カ国から代表が集まったこの会議は、新型インフルエンザの脅威を各国が再確認すると同時に、国際社会が一致して流行に対する「備え」をする必要があることを確認する場となった。会議のなかで、WHOから調整官として国連へ出向したD・ナバロ博士は、新型インフルエンザが起こったときの推定死亡者数を「全世界で五〇〇〇万人から一億五〇〇〇万人」と発表しつつ、「この数字は今後の国際社会の取り組み如何によって大きく変わるものである」と述べた。

一方で私は、会議の合間の雑談で耳にした一つの話に惹き付けられた。アメリカのブッシュ大統領が、二〇〇五年の夏休みに一冊の本を読み、大いに感銘を受けるとともに、新型インフルエンザの流行に関して強い危機意識を抱いたという話である。その本は、アルフレッド・

W・クロスビー博士の著作 *"America's Forgotten Pandemic : The Influenza of 1918"* だということであった。多忙な大統領が夏休みを利用してまで、なぜこの本を読もうと考えたのか、その経緯にも興味の湧くところであるが、私がこのエピソードに惹き付けられたのは、偶然にも前年の夏、この本の邦訳『史上最悪のインフルエンザ——忘れられたパンデミック』(西村秀一訳、みすず書房、二〇〇四年)を読み、雑誌『科学』(岩波書店、二〇〇四年八月号)に、次のような内容の書評を寄せたことがあったからである。

「ハーバード大学近くのカフェで、本書の原著にあたる *"America's Forgotten Pandemic : The Influenza of 1918"* を休日の午後いっぱいをかけて読み、約一週間後に届いた西村秀一氏による訳本を持ちインドネシアへ飛び立った。いまバリ島の東にあるロンボク島で本書を読みながら、約八五年程前に世界を席巻したインフルエンザの流行に思いを馳せている。

本書は一九一八年から一九一九年にかけて世界中を席巻し、二〇〇〇万—三〇〇〇万人以上の人命を奪ったスペイン風邪について書かれた歴史的記録の邦訳である。本書はクロスビー博士の言う「パンデミック・インフルエンザも結局は生態系とのかかわりのなかで考えなくてはならない問題だ」との視点に貫かれている。

初版は一九七六年に出版された。天然痘がまさに世界から根絶されようとしており、人々は感染症に対してバラ色の未来を夢みていた。そんな時代の雰囲気は「いまや感染症の教科書を閉じるべきときがきた」という米国軍医総監W・H・スチュアートの言葉からもうかがえる。そんな時代に原著を上梓し、人々に「感染症を制圧したと考えるのは人間の思い上がりに過ぎない」と警鐘を鳴らしたクロスビー博士の慧眼には敬服せざるをえない。そしてその後の世界は、まさに博士が危惧したとおりの経過を辿っていった。エイズは世界を席巻して四〇〇〇万人を上回る感染者を出し、いまだ終息の気配さえない。結核やマラリアは薬剤耐性を獲得しながら再び流行の勢いを加速させている。「一九世紀のあとには二〇世紀が続いたけれど、二〇世紀のあとに続くのは何かわかるかい？……一九世紀さ」というジョークが、最近アメリカの公衆衛生関係者の間で流行っているという。悲惨な歴史を繰り返さないためにも、いまこそ「生態系という枠組みのなかで感染症を見直すべきである」というクロスビー博士の言葉を心に留めるときである」

私がインフルエンザ対策に関わっていることについて、何か因縁めいた感じがしたことを記憶している。

因縁めいたものといえば、もう一つある。個人的なことで恐縮だが、私がインフルエンザ対策の策定に携わっていたこの時期、妻と一歳半の息子が、インドネシアのジャカルタに暮らしていた。新型インフルエンザ発生の危険が高まるなか、気がかりで仕方なかったが、「鳥がいる場所へ近づかないように」「発熱したらすぐに病院へ行くように」などの一般的なアドバイスしかできなかった。医師として、感染症研究に携わってきた者として、一番身近な家族にそれ以上のことができない自分に対し、腑甲斐ない気持ちで一杯になった。しかし、新型インフルエンザに対する国際的な枠組み作りができれば、それが何より二人に対する支援になると信じて働いた。幸いこれまでのところ、新型インフルエンザの世界的流行は起こっていない。国際的な協力体制も少しずつではあるが進んできている。この間、私を温かく見守り、励ましてくれた二人に感謝したい。

＊

本書の冒頭、プロローグでは「天空のサファイア」と呼ばれる青海湖を舞台に渡り鳥たちのようすを描写した。誤解はないものと思うが、架空の出来事である。また、ジャック・ペラン監督により制作された『ＷＡＴＡＲＩＤＯＲＩ――もうひとつの物語』を題材とさせていただいた。この卓越したドキュメンタリー映画は、映像も音楽もすばらしく、本書を執筆している間中、私にモチーフを提供し続けてくれた。

またエピローグでは「もうひとつの世界」として、新型インフルエンザが起こったときの世界を描いてみた。現実の世界ではこのような悲劇が起こらないようにとの祈りを込めたつもりである。すべてが架空の話であり、何ら現実世界を反映させたものではないことをここでお断りしておきたい。この小さな物語を通して、皆さん一人ひとりが何かを感じ、大切なことは何なのかについて考えるきっかけになればと願っている。私たちは大きな格差の存在する世界に生きている。それでも一人ひとりの命の重さに変わりはない。その厳然たる事実を忘れないようにとの自戒の意味も込めたつもりでもある。

*

ここでもう一つだけ書いておきたいことがある。李鍾郁（イジョンウク）前ＷＨＯ事務局長のことである。李鍾郁氏は、筆者が本書執筆途中の二〇〇六年五月二〇日に硬膜下出血で倒れ、二二日に帰らぬ人となった。ＷＨＯが年に一度の総会を開会する、まさにその日のことであった。享年六一歳。その訃報を聞いたとき、その死はまさに新型インフルエンザとの闘いの途上の壮烈な戦死ではなかったかと思った記憶がある。二〇〇三年に事務局長に就任して以来、鳥および新型インフルエンザを含む感染症対策に奔走してきた方であった。李鍾郁氏とは、会議で何回かお会いしたことがあった。私のような若輩にまで声をかけて下さる、気さくな優しい人柄の方であったと記憶している。そうした大先達の早すぎる死に筆者もここで哀悼の意を表しておきたい。

＊

最後になったが、新型インフルエンザ対策のために、これまで一緒に働いてきた多くの仲間にも感謝を捧げたい。本当に多くの人がこの問題に取り組んできたし、いまも取り組んでいる。それら全ての人々の行為にも感謝を捧げたい。また、本書の企画段階から執筆の過程を通じ、さまざまなアドバイスをいただいた岩波書店新書編集部の太田順子さんにもお礼を申し上げる。彼女の叱咤激励がなければこの本が世に出ることはなかった。

二〇〇六年八月　中部ジャワ・ボルブドールを望む丘の上から

山本太郎

79 Fan E., "SARS: Economic Impact and Implications", *ERD Policy Brief*, No. 15, Economic and Research Department, Asian, 2003.

---

80 ジャック・ペラン監督『WATARIDORI——もうひとつの物語』フランス映画(DVD発売元は日本ヘラルド映画株式会社, 販売元はジェネシオンエンタテインメント株式会社), 2003年.

なお, 劇場公開され, 世界中で大ヒットした『WATARI-DORI』(フランス映画, 2001年)が別にあります.

64 *WHO Consultation on Priority Public Health Interventions before and during an Influenza Pandemic* (Geneva, 16-18, March 2004), document WHO/CDS/CSR/RMD/2004. 9, available at: http://www. who. int/csr/disease/avian_influenza/consultation/en/

65 *Influenza Pandemic Plan: the Role of WHO and Guidelines for National and Regional Planning* (Geneva, April 2004), document WHO/CDS/CSR/EDC/99. 1, available at: http://www. who. int/csr/resources/publications/influenza/WHO_CDS_CSR_EDC_99_1/en/

66 WHO, *Avian Influenza: Assessing the Pandemic Threat*, WHO, Geneva, 2005.

67 WHO, *WHO Consultation on Priority Public Health Interventions before and during an Influenza Pandemic*, WHO, Geneva, 2004.

68 WHO, *WHO Global Influenza Preparedness Plan*, 2005.

69 WHO. *WHO Checklist for Influenza Pandemic Preparedness Planning*, 2005.

70 WHO, *Responding to the Avian Influenza Pandemic Threat*, 2005.

71 http://www. phac-aspc. gc. ca/cpip-pclcpi/index. html

72 UK Health Department, *UK Influenza Pandemic Contingency Plan*, 2005. http://www. dh. gov. uk/assetRoot/04/10/44/37/04104437. pdf

73 新型インフルエンザ対策に関する検討小委員会「新型インフルエンザ対策報告書」平成16年.

74 「インフルエンザ・パンデミックに対する危機管理体制と国際対応に関する研究」(平成15年度 総括・分担研究報告書)〔主任研究者 田代眞人〕.

75 Burnet M. and White D. O., *Natural History of Infectious Disease* (4th ed.), Cambridge University Press, Cambridge, 1972.

76 Walsh B., "A Wing and a Prayer", *Time*, September 26, 2005.

77 岡田晴恵『人類VS感染症』岩波ジュニア新書, 2004年.

78 河岡義裕『インフルエンザ危機』集英社新書, 2005年.

berg B. S. and Poiesz B. J., "Serological and Nucleic Acid Analyses for HIV and HTLV Infection on Archival Human Plasma Samples from Zaïre", *Virology*, 202, 379-389, 1994.
54 Keet I. P., Veugelers P. J., Koot M., de Weerd M. H., Roos M. T., Miedema F., de Wolf F., Goudsmit J., Coutinho R. A., "Temporal Trends of the Natural History of HIV-1 Infection Following Seroconversion between 1984 and 1993", *AIDS*, 10(13), 1601-2, 1996.
55 Zwahlen M, Vlahov D, Hoover D. R., "Determinants of HIV Disease Progression among Homosexual Men Registered in the Tricontinental Seroconverter Study" and "Progression of Human Immunodeficiency Virus Type 1 (HIV-1) Infection among Homosexual Men in Hepatitis B Vaccine Trial Cohorts in Amsterdam, New York City and San Francisco, 1978-1991", *Am. J. Epidemiol.*, 1996: 143(5), 523-5.
56 Marc Lipstitch and Martin Nowak, "The Evolution of Virulence in Sexually Transmitted HIV/AIDS", *J. Theor. Biol.*, 174, 472-440, 1995.
57 ヤープ・ゴズミット『エイズ――ウイルスの起源と進化』山本太郎訳，学会出版センター，2001 年.
58 Taro Yamamoto and *et al.*, "A Simulation Sheds a Light on the Present HIV Epidemic", *Tropical Medicine and Health*, 32(3): 249-251, 2004.
59 山本太郎ほか「医療生態学事始――HIV と HTLV，二つのウイルスから学ぶこと」『エコソフィア』14，10-15 頁，2004 年.
60 山本太郎「新たなパラダイムの構築でウイルスとの共生を」『世界週報』2001 年 7 月 31 日号.
61 山本太郎「感染症はなぜ人間の安全保障問題か」『世界週報』2001 年 3 月 20 日号.
62 Jared Diamond, *Guns, Germs, and Steel : The Fates of Human Societies*, W. W. Norton & Company, New York, 1999.

第 4 章

63 Erik Bloom, Vincent de Wit and Mary Jane Carangal-san Jose, "Potential Economic Impact of an Avian Flu Pandemic on Asia", *ERD Policy Brief*, 42, 2005.

第3章

41 Scott F. Dowell and Mei Shang Ho, "Seasonality of Infectious Diseases and Severe Acute Respiratory Syndrome: What We Don't Know Can Hurt Us?", *The Lancet Infectious Diseases*, 4(11): 704-708, 2004.

42 Arnold S. Monto, "Global Burden of Influenza: What We Know and What We Need to Know?", *International Congress Series*, 1263: 3-11, 2004.

43 David K. Patterson and Pyle G. F., "The Diffusion of Influenza in Sub-Saharan Africa during the 1918-1919 Pandemic", *Social Science and Medicine*, 17: 1299-1307, 1983.

44 Crosby A. W., *America's Forgotten Pandemic*, 2nd ed., Cambridge University Press, Cambridge, 2003.

45 Barry J. M., *The Great Influenza*, Penguin Book Ltd., London, 2004.

46 清水一史「インフルエンザ流行史とインフルエンザ発見史」『日本臨床』第5巻10号, 7-13頁, 1997年.

47 Smith W., Andrewes C. H. and Laidlaw P. P., "A Virus Obtained from Influenza Patients", *Lancet*, 66-68, 1933.

48 Sharp P. M., Robertson D. L. and Hahn B. H., " Cross-Speicies Transmission and Recombination of 'AIDS' Viruses", *Philos. Trans. R. Soc.*, 349, 41-47, 1995.

49 Eigen M. and Nieselt-Struwe K., "How Old is Immunodeficiency Virus?", *AIDS*, 4 (suppl. 1), 85-93, 1990.

50 William G., Stretton T. B. and Leonard J. C., "AIDS in 1959?", *Lancet*, ii, 1136, 1983.

51 Frøland S. S., Jenum P., Lindboe C. F., Wefring K. W., Linnestad P. J. and Bohmer T., "HIV-1 Infection in Norwegian Family before 1970", *Lancet*, i, 1344-1345, 1988.

52 Jonassen T. O., Stene-Johansen K., Berg E. S., Hungnes O., Lindobe C. F., Froland S. S. and Grinde B., "Sequence Analysis of HIV-1 Group O from Norwegian Patients Infected in the 1960s", *Virology*, 231, 43-47, 1997.

53 Dube D. K., Dube S., Erensoy S., Jones B., Bryz-Gornia V., Spicer T., Love J., Saksena N., Lechat M. F., Shrager D. I., Dosik H., Glaser J., Levis W., Blattner W., Montagna R., Blum-

27 Mike Davis, *The Monster at our Door : The Global Threat of Avian Flu*, The New Press, New York, 2005.
28 Nail Johnson and Juergen Mueller, "Updating the Accounts: Global Mortality of the 1918-1920 Spanish Influenza Pandemic", *Bulletin of the History of Medicine*, 76: table 1-5, 2002.
29 Nicholson K. G., "Clinical Features of Influenza", *Seminars of Respiratory Infections*, 7: 26-37, 1992.
30 Patterson K. D., *Pandemic Influenza 1700-1900 : A Study in Historical Epidemiology*, Rowman & Littlefield, New Jersey, 1987.
31 Potter C. W. and Oxford J. S., "Determinants of Immunity to Influenza Virus Infection in Man", *British Medical Bulletin*, 35: 69-75, 1979.
32 Pyle G. F. and Patterson K. D., "Influenza Diffusion in European History: Patterns and Paradigms", *Ecology of Disease*, 2: 173-184, 1984.
33 Shortridge K. F. and Stuart-Harris, C. H., "An Influenza Epicentre ?", *Lancet*, I: 812-813, 1982.
34 Starr I., "Influenza in 1918: Recollections of the Epidemic in Philadelphia", *Annals of Internal Medicine*, 85: 516-518, 1976.
35 Walters J. H., "Influenza 1918: the Contemporary Perspective", *Bulletin of the New York Academy of Medicine*, 54: 855-864, 1978.
36 内務省衛生局編『流行性感冒』倭文社，1922 年.
37 Jordan E. O., *Epidemic Influenza : A Survey*, Chicago, 1927.
38 Burnet M. and White D. O., *Natural History of Infectious Disease* (4th ed.), Cambridge University Press, Cambridge, 1972.
39 Patterson K. D. and Pyle G. F., "The Diffusion of Influenza in Sub-Saharan Africa during the 1918-1919 Pandemic", *Soc. Sci. Med.*, 17(17): 1299-1307, 1983.
40 A. W. クロスビー『史上最悪のインフルエンザ――忘れられたパンデミック』西村秀一訳，みすず書房，2004 年.

12 Beveridge W. I. B., *Influenza : the Last Great Plague*, Heinemann, London, 1977.

13 Beveridge, W. I. B., "The Chronicle of Influenza Epidemics", *Historical and Philosophic Life Sciences*, 13: 223-235, 1991.

14 Brown M. W., "Early Epidemics of Influenza in America", *Journal of Medical Records*, 135: 449-451, 1932.

15 Burnet F. M. and Clark, E., *Influenza*, Macmillan, London, 1942.

16 Crosby A. W., *Epidemic and Peace, 1918*, CT: Greenwood Press, Westford, 1976.

17 Dauer C. C. and Serfling R. E., "Mortality from Influenza, 1957-58 and 1959-60", *American Reviews of Respiratory Disease*, 83: 15-28, 1961.

18 Dunn F. L., "Pandemic Influenza in 1957", *Journal of the American Medical Association*, 166: 1140-1148, 1958.

19 Fukumi H., "Summary Report of the Asian Influenza Epidemic in Japan, 1957", *Bulletin of the World Health Organization*, 20: 187-198, 1959.

20 Ghendon Y., "Introduction to Pandemic Influenza through History", *European Journal of Epidemiology*, 10: 451-453, 1994.

21 Glezen W. P., "Emerging Infections: Pandemic Influenza", *Epidemiology Year Reviews*, 18: 65-76, 1996.

22 Grist N. R., "Pandemic Influenza 1918", *British Medical Journal*, ii: 1632-1633, 1979.

23 Jeffrey Kluger, *Splendid Solution : Jonas Salk and the Conquest of Polio*, C. P. Putanam's Sons, New York, 2004.

24 Langmuir A. D., "Epidemiology of Asian Influenza", *American Reviews of Respiratory Disease*, 83: 2-18, 1961.

25 MacNeal W. J., "The Influenza Epidemic of 1918 in the American Expeditionary Forces in France and England", *Archives of Internal Medicine*, 23: 657-688, 1919.

26 McDonald J. C., "Asian Influenza in Great Britain 1957-58", *Proceedings of the Royal Society of Medicine*, 51: 1016-1018, 1958.

参考文献・資料

第1章

1 Barry R. Bloom, "'Only Connect ...' What Can We Learn from Vaccine", *Harvard Public Health Review*, 4-7, Spring, 2005.

2 "Preparing for a Pandemic: Was the 1918 Flu a Sign of Things to Come?", *Harvard Public Health Review*, 8-12, Spring, 2005.

3 Jeffery K. Taubenberger, Ann H. Reid, Raina M. Lourens and *et al.*, "Characterization of the 1918 Influenza Virus Polymerase Genes", *Nature*, 437: 889-893, 2005.

4 Jocelyn Kaiser, "Resurrected Influenza Virus Yields Secrets of Deadly 1918 Pandemic", *Science*, 310: 28-29, 2005.

5 Johan Giesecke, *Modern Infectious Disease Epidemiology* (2 nd ed.), Arnold, London, 2002.

6 Potter C. W., "A History of Influenza", *Journal of Applied Microbiology*, 91 (4): 572-579, 2001.

7 Shope R. E., "Swine Influenza: Experimental Transmission and Pathology", *Journal of Experimental Medicine*, 54: 349-359, 1931.

8 Taubenberger J. K., Reid A. I. L., Krafft A. E. and *et al.*, "Initial Genetic Characterization of the 1918 'Spanish' Influenza Virus", *Science*, 275: 1793-1796, 1997.

9 Webster R. G. and Laver W. G., "The Origin of Pandemic Influenza", *Bulletin of the World Health Organization*, 47: 449-452, 1972.

10 喜田宏「鳥インフルエンザウイルス」『ウイルス』第54巻1号, 93-96頁, 2004年.

第2章

11 Potter C. W., "Chronicle of Influenza Pandemics", *Textbook of Influenza* (ed. Nicholson K. G., Webster R. F. and Hay A. J.), 3-18, Blackwell Science Ltd., Oxford, 1998.

山本太郎

1964年生まれ．1990年長崎大学医学部卒業．医師，博士(医学，国際保健学)．その後，京都大学医学研究科助教授，長崎大学熱帯医学研究所助教授，外務省国際協力局を経て，長崎大学熱帯医学研究所教授．専門は国際保健学，熱帯感染症学．アフリカ諸国，ハイチなど開発途上国で感染症対策に従事してきた．
著書に『ハイチ　いのちとの闘い』(昭和堂)『国際保健学講義』，訳書に『エイズ―ウイルスの起源と進化』(以上，学会出版センター)など．

新型インフルエンザ 世界がふるえる日

岩波新書(新赤版)1035

2006年9月20日　第1刷発行
2020年6月5日　第4刷発行

著　者　山本太郎（やまもと たろう）

発行者　岡本　厚

発行所　株式会社 岩波書店
〒101-8002 東京都千代田区一ツ橋2-5-5
案内 03-5210-4000　営業部 03-5210-4111
https://www.iwanami.co.jp/

新書編集部 03-5210-4054
https://www.iwanami.co.jp/sin/

印刷製本・法令印刷　カバー・半七印刷

ISBN 4-00-431035-0　Printed in Japan

岩波新書新赤版一〇〇〇点に際して

ひとつの時代が終わったと言われて久しい。だが、その先にいかなる時代を展望するのか、私たちはその輪郭すら描きえていない。二〇世紀から持ち越した課題の多くは、未だ解決の緒を見つけることのできないままであり、二一世紀が新たに招きよせた問題も少なくない。グローバル資本主義の浸透、憎悪の連鎖、暴力の応酬――世界は混沌として深い不安の只中にある。

現代社会においては変化が常態となり、速さと新しさに絶対的な価値が与えられた。消費社会の深化と情報技術の革命は、種々の境界を無くし、人々の生活やコミュニケーションの様式を根底から変容させてきた。ライフスタイルは多様化し、一面では個人の生き方をそれぞれが選びとる時代が始まっている。同時に、新たな格差が生まれ、様々な次元での亀裂や分断が深まっている。社会や歴史に対する意識が揺らぎ、普遍的な理念に対する根本的な懐疑や、現実を変えることへの無力感がひそかに根を張りつつある。そして生きることに誰もが困難を覚える時代が到来している。

しかし、日常生活のそれぞれの場で、自由と民主主義を獲得し実践することを通じて、私たち自身がそうした閉塞を乗り超え、希望の時代の幕開けを告げてゆくことは不可能ではあるまい。そのために、いま求められていること――それは、個と個の間で開かれた対話を積み重ねながら、人間らしく生きることの条件について一人ひとりが粘り強く思考することではないか。その営みの糧となるものが、教養に外ならないと私たちは考える。歴史とは何か、よく生きるとはいかなることか、世界そして人間はどこへ向かうべきなのか――こうした根源的な問いとの格闘が、文化と知の厚みを作り出し、個人と社会を支える基盤としての教養となった。まさにそのような教養への道案内こそ、岩波新書が創刊以来、追求してきたことである。

岩波新書は、日中戦争下の一九三八年一一月に赤版として創刊された。創刊の辞は、道義の精神に則らない日本の行動を憂慮し、批判的精神と良心的行動の欠如を戒めつつ、現代人の現代的教養を刊行の目的とする、と謳っている。以後、青版、黄版、新赤版と装いを改めながら、合計二五〇〇点余りを世に問うてきた。そして、いままた新赤版が一〇〇〇点を迎えたのを機に、人間の理性と良心への信頼を再確認し、それに裏打ちされた文化を培っていく決意を込めて、新しい装丁のもとに再出発したいと思う。一冊一冊から吹き出す新風が一人でも多くの読者の許に届くこと、そして希望ある時代への想像力を豊かにかき立てることを切に願う。

（二〇〇六年四月）

岩波新書より

政治

日米安保体制史　吉次公介
官僚たちのアベノミクス　軽部謙介
在日米軍 変貌する日米安保体制　梅林宏道
憲法改正とは何だろうか　高見勝利
共生保障〈支え合い〉の戦略　宮本太郎
シルバー・デモクラシー 戦後世代の覚悟と責任　寺島実郎
憲法と政治　青井未帆
18歳からの民主主義　岩波新書編集部編
検証 安倍イズム　柿崎明二
右傾化する日本政治　中野晃一
外交ドキュメント 歴史認識　服部龍二
日米〈核〉同盟 原爆、核の傘、フクシマ　太田昌克
集団的自衛権と安全保障　豊下楢彦、古関彰一
日本は戦争をするのか　半田滋
アジア力の世紀　進藤榮一
民族紛争　月村太郎
自治体のエネルギー戦略　大野輝之
政治的思考　杉田敦
現代日本の政党デモクラシー　中北浩爾
サイバー時代の戦争　谷口長世
現代中国の政治　唐亮
日本の国会　大山礼子
戦後政治史〔第三版〕　石川真澄、山口二郎
〈私〉時代のデモクラシー　宇野重規
大臣〔増補版〕　菅直人
生活保障 排除しない社会へ　宮本太郎
「ふるさと」の発想　西川一誠
「戦地」派遣 変わる自衛隊　半田滋
民族とネイション　塩川伸明
昭和天皇　原武史
集団的自衛権とは何か　豊下楢彦
沖縄密約　西山太吉
ルポ 改憲潮流　斎藤貴男
吉田茂　原彬久
安心のファシズム　斎藤貴男
市民の政治学　篠原一
東京都政　佐々木信夫
有事法制批判　憲法再生フォーラム編
日本政治 再生の条件　山口二郎編著
安保条約の成立　豊下楢彦
岸信介　原彬久
自由主義の再検討　藤原保信
一九六〇年五月一九日　日高六郎編
日本の政治風土　篠原一
近代の政治思想　福田歓一
日本精神と平和国家　矢内原忠雄

法律

- 治安維持法と共謀罪　内田博文
- 裁判の非情と人情　原田國男
- 独占禁止法〔新版〕　村上政博
- 密着 最高裁のしごと　川名壮志
- 「法の支配」とは何か 行政法入門　大浜啓吉
- 会社法入門〔新版〕　神田秀樹
- 憲法への招待〔新版〕　渋谷秀樹
- 比較のなかの改憲論　辻村みよ子
- 大災害と法　津久井進
- 変革期の地方自治法　兼子仁
- 原発訴訟　海渡雄一
- 労働法入門　水町勇一郎
- 人が人を裁くということ　小坂井敏晶
- 知的財産法入門　小泉直樹
- 消費者の権利〔新版〕　正田彬
- 司法官僚 裁判所の権力者たち　新藤宗幸
- 名誉毀損　山田隆司
- 刑法入門　山口厚
- 家族と法　二宮周平
- 憲法とは何か　長谷部恭男
- 良心の自由と子どもたち　西原博史
- 著作権の考え方　岡本薫
- 有事法制批判　憲法再生フォーラム編
- 法とは何か〔新版〕　渡辺洋三
- 民法のすすめ　星野英一
- 日本社会と法　渡辺洋三・甲斐道太郎・広渡清吾・小森田秋夫 編
- 日本の憲法〔第三版〕　長谷川正安
- 憲法と天皇制　横田耕一
- 自由と国家　樋口陽一
- 憲法第九条　小林直樹
- 納税者の権利　北野弘久
- 小繋事件　戒能通孝
- 日本人の法意識　川島武宜

カラー版

- カラー版 国芳　岩切友里子
- カラー版 知床・北方四島　大泰司紀之・本間浩昭
- カラー版 西洋陶磁入門　大平雅巳
- カラー版 すばる望遠鏡の宇宙　海部宣男・宮下曉彦 写真
- カラー版 ベトナム 戦争と平和　石川文洋
- カラー版 難民キャンプの子どもたち　田沼武能
- カラー版 メッカ　野町和嘉
- カラー版 シベリア動物誌　福田俊司
- カラー版 ハッブル望遠鏡が見た宇宙　野本陽代・R・ウィリアムズ
- カラー版 妖怪画談　水木しげる

岩波新書より

経済

日本の税金〔第3版〕	三木義一
金融政策に未来はあるか	岩村充
経済数学入門の入門	田中久稔
地元経済を創りなおす	枝廣淳子
会計学の誕生	渡邉泉
偽りの経済政策	服部茂幸
ミクロ経済学入門の入門	坂井豊貴
経済学のすすめ	佐和隆光
ガルブレイス	伊東光晴
ユーロ危機とギリシャ反乱	田中素香
ポスト資本主義 科学・人間・社会の未来	広井良典
タックス・イーター	志賀櫻
コーポレート・ガバナンス	花崎正晴
グローバル経済史入門	杉山伸也
新・世界経済入門	西川潤
金融政策入門	湯本雅士
日本経済図説〔第四版〕	宮崎勇・本庄真・田谷禎三
新自由主義の帰結	服部茂幸
タックス・ヘイブン	志賀櫻
WTO 貿易自由化を超えて	中川淳司
日本財政 転換の指針	井手英策
日本の税金〔新版〕	三木義一
世界経済図説〔第三版〕	宮崎勇・田谷禎三
成熟社会の経済学	小野善康
平成不況の本質	大瀧雅之
原発のコスト	大島堅一
次世代インターネットの経済学	依田高典
ユーロ 危機の中の統一通貨	田中素香
低炭素経済への道	諸富徹・浅岡美恵
「分かち合い」の経済学	神野直彦
グリーン資本主義	佐和隆光
消費税をどうするか	小此木潔
国際金融入門〔新版〕	岩田規久男
金融商品とどうつき合うか	新保恵志
金融NPO	藤井良広
地域再生の条件	本間義人
経済データの読み方〔新版〕	鈴木正俊
格差社会 何が問題なのか	橘木俊詔
景気とは何だろうか	山家悠紀夫
環境再生と日本経済	三橋規宏
社会的共通資本	宇沢弘文
景気と国際金融	小野善康
経営革命の構造	米倉誠一郎
ブランド 価値の創造	石井淳蔵
景気と経済政策	小野善康
戦後の日本経済	橋本寿朗
共生の大地 新しい経済がはじまる	内橋克人
シュンペーター	伊東光晴・根井雅弘
経済学の考え方	宇沢弘文
経済学とは何だろうか	佐和隆光
イギリスと日本	森嶋通夫
近代経済学の再検討	宇沢弘文

社会

サイバーセキュリティ	谷脇康彦
まちづくり都市 金沢	山出保
虚偽自白を読み解く	浜田寿美男
総介護社会	小竹雅子
戦争体験と経営者	立石泰則
住まいで「老活」	安楽玲子
現代社会はどこに向かうか	見田宗介
EVと自動運転 クルマをどう変えるか	鶴原吉郎
ルポ 保育格差	小林美希
津波災害〔増補版〕	河田惠昭
棋士とAI	王銘琬
原子力規制委員会	新藤宗幸
東電原発裁判	添田孝史
日本問答	田中優子・松岡正剛
日本の無戸籍者	井戸まさえ
〈ひとり死〉時代のお葬式とお墓	小谷みどり
町を住みこなす	大月敏雄
親権と子ども	榊原富士子・池田清貴
歩く、見る、聞く 人びとの自然再生	宮内泰介
対話する社会へ	暉峻淑子
悩みいろいろ	金子勝
魚と日本人 食と職の経済学	濱田武士
ルポ 貧困女子	飯島裕子
鳥獣害 動物たちと、どう向きあうか	祖田修
科学者と戦争	池内了
新しい幸福論	橘木俊詔
ブラックバイト 学生が危ない	今野晴貴
原発プロパガンダ	本間龍
ルポ 母子避難	吉田千亜
日本にとって沖縄とは何か	新崎盛暉
日本病 長期衰退のダイナミクス	金子勝・児玉龍彦
雇用身分社会	森岡孝二
生命保険とのつき合い方	出口治明
ルポ にっぽんのごみ	杉本裕明
鈴木さんにも分かるネットの未来	川上量生
地域に希望あり	大江正章
世論調査とは何だろうか	岩本裕
フォト・ストーリー 沖縄の70年	石川文洋
ルポ 保育崩壊	小林美希
多数決を疑う 社会的選択理論とは何か	坂井豊貴
アホウドリを追った日本人	平岡昭利
朝鮮と日本に生きる	金時鐘
被災弱者	岡田広行
農山村は消滅しない	小田切徳美
復興〈災害〉	塩崎賢明
「働くこと」を問い直す	山崎憲
原発と大津波 警告を葬った人々	添田孝史
縮小都市の挑戦	矢作弘
福島原発事故 被災者支援政策の欺瞞	日野行介
日本の年金	駒村康平

岩波新書より

食と農でつなぐ 福島から	塩谷弘康・岩崎由美子
過労自殺〔第二版〕	川人博
金沢を歩く	山出保
ドキュメント 豪雨災害	稲泉連
ひとり親家庭	赤石千衣子
女のからだ フェミニズム以後	荻野美穂
〈老いがい〉の時代	天野正子
子どもの貧困 II	阿部彩
性と法律	角田由紀子
ヘイト・スピーチとは何か	師岡康子
生活保護から考える	稲葉剛
かつお節と日本人	宮内泰介・藤林泰
家事労働ハラスメント	竹信三恵子
福島原発事故 県民健康管理調査の闇	日野行介
電気料金はなぜ上がるのか	朝日新聞経済部
おとなが育つ条件	柏木惠子
在日外国人〔第三版〕	田中宏
まち再生の術語集	延藤安弘
震災日録 記憶を記録する	森まゆみ
原発をつくらせない人びと	山秋真
社会人の生き方	暉峻淑子
構造災 科学技術社会に潜む危機	松本三和夫
家族という意志	芹沢俊介
ルポ 良心と義務	田中伸尚
飯舘村は負けない	千葉悦子・松野光伸
夢よりも深い覚醒へ	大澤真幸
子どもの声を社会へ	桜井智恵子
就職とは何か	森岡孝二
日本のデザイン	原研哉
ポジティヴ・アクション	辻村みよ子
脱原子力社会へ	長谷川公一
希望は絶望のど真ん中に	むのたけじ
福島 原発と人びと	広河隆一
アスベスト 広がる被害	大島秀利
原発を終わらせる	石橋克彦編
日本の食糧が危ない	中村靖彦
勲章 知られざる素顔	栗原俊雄
希望のつくり方	玄田有史
生き方の不平等	白波瀬佐和子
同性愛と異性愛	風間孝・河口和也
贅沢の条件	山田登世子
新しい労働社会	濱口桂一郎
世代間連帯	上野千鶴子・辻元清美
道路をどうするか	五十嵐敬喜・小川明雄
子どもの貧困	阿部彩
子どもへの性的虐待	森田ゆり
戦争絶滅へ、人間復活へ	むのたけじ・黒岩比佐子 聞き手
テレワーク 「未来型労働」の現実	佐藤彰男
反貧困	湯浅誠
不可能性の時代	大澤真幸
地域の力	大江正章
グアムと日本人 戦争を埋立てた楽園	山口誠
少子社会日本	山田昌弘
親米と反米	吉見俊哉
「悩み」の正体	香山リカ

岩波新書より

現代世界

- トランプのアメリカに住む　吉見俊哉
- ライシテから読む現代フランス　伊達聖伸
- ベルルスコーニの時代　村上信一郎
- イスラーム主義　末近浩太
- ルポ 不法移民 アメリカ国境を越えた男たち　田中研之輔
- 習近平の中国 百年の夢と現実　林　望
- 日中漂流　毛里和子
- 中国のフロンティア　川島　真
- シリア情勢　青山弘之
- ルポ トランプ王国　金成隆一
- ルポ 難民追跡 バルカンルートを行く　坂口裕彦
- アメリカ政治の壁　渡辺将人
- プーチンとG8の終焉　佐藤親賢
- 香港 中国と向き合う自由都市　倉田　徹／張イクマン
- 〈文化〉を捉え直す　渡辺　靖
- イスラーム圏で働く　桜井啓子編
- 中南海 知られざる中国の中枢　稲垣　清
- フォト・ドキュメンタリー 人間の尊厳　林　典子
- ㈱貧困大国アメリカ　堤　未果
- 女たちの韓流　山下英愛
- 新・現代アフリカ入門　勝俣　誠
- 中国の市民社会　李　妍焱
- 勝てないアメリカ　大治朋子
- ブラジル 跳躍の軌跡　堀坂浩太郎
- 非アメリカを生きる　室　謙二
- ネット大国中国　遠藤　誉
- 中国は、いま　国分良成編
- ジプシーを訪ねて　関口義人
- 中国エネルギー事情　郭　四志
- アメリカン・デモクラシーの逆説　渡辺　靖
- ユーラシア胎動　堀江則雄
- オバマ演説集　三浦俊章編訳
- ルポ 貧困大国アメリカⅡ　堤　未果
- オバマは何を変えるか　砂田一郎
- イスラエル　臼杵　陽
- ネイティブ・アメリカン　鎌田　遵
- アフリカ・レポート　松本仁一
- ヴェトナム新時代　坪井善明
- イラクは食べる　酒井啓子
- ルポ 貧困大国アメリカ　堤　未果
- エビと日本人Ⅱ　村井吉敬
- 北朝鮮は、いま　北朝鮮研究学会編／石坂浩一監訳
- 欧州連合 統治の論理とゆくえ　庄司克宏
- バチカン　郷　富佐子
- 国際連合 軌跡と展望　明石　康
- アメリカよ、美しく年をとれ　猿谷　要
- 日中関係 戦後から新時代へ　毛里和子
- いま平和とは　最上敏樹
- 「民族浄化」を裁く　多谷千香子
- サウジアラビア　保坂修司
- 中国激流 13億のゆくえ　興梠一郎

岩波新書より

福祉・医療

賢い患者　山口育子
ルポ 看護の質　小林美希
健康長寿のための医学　井村裕夫
不眠とうつ病　清水徹男
在宅介護　結城康博
和漢診療学 あたらしい漢方　寺澤捷年
不可能を可能に 点字の世界を駆けぬける　田中徹二
医と人間　井村裕夫編
医療の選択　桐野高明
納得の老後 日欧在宅ケア探訪　村上紀美子
移植医療　橳島次郎・出河雅彦
医学的根拠とは何か　津田敏秀
転倒予防　武藤芳照
看護の力　川嶋みどり
心の病 回復への道　野中猛
重い障害を生きるということ　高谷清

肝臓病　渡辺純夫
感染症と文明　山本太郎
ルポ 認知症ケア最前線　佐藤幹夫
医の未来　矢﨑義雄編
パンデミックとたたかう　押谷仁・瀬名秀明
健康不安社会を生きる　飯島裕一編著
介護 現場からの検証　結城康博
腎臓病の話　椎貝達夫
がんとどう向き合うか　額田勲
がん緩和ケア最前線　坂井かをり
人はなぜ太るのか　岡田正彦
児童虐待　川﨑二三彦
生老病死を支える　方波見康雄
医療の値段　結城康博
認知症とは何か　小澤勲
障害者とスポーツ　高橋明
生体肝移植　後藤正治
放射線と健康　舘野之男
定常型社会 新しい「豊かさ」の構想　広井良典

健康ブームを問う　飯島裕一編著
血管の病気　田辺達三
医の現在　高久史麿編
日本の社会保障　広井良典
居住福祉　早川和男
高齢者医療と福祉　岡本祐三
看護 ベッドサイドの光景　増田れい子
医療の倫理　星野一正
ルポ 体験 世界の高齢者福祉　山井和則
リハビリテーション　砂原茂一
指と耳で読む　本間一夫
自分たちで生命を守った村　菊地武雄

岩波新書より

環境・地球

- 水の未来　沖　大幹
- 異常気象と地球温暖化　鬼頭昭雄
- エネルギーを選びなおす　小澤祥司
- 欧州のエネルギーシフト　脇阪紀行
- グリーン経済最前線　井田徹治・末吉竹二郎
- 低炭素社会のデザイン　西岡秀三
- 環境アセスメントとは何か　原科幸彦
- 生物多様性とは何か　井田徹治
- キリマンジャロの雪が消えていく　石　弘之
- イワシと気候変動　川崎　健
- 森林と人間　石城謙吉
- 世界森林報告　山田　勇
- 地球の水が危ない　高橋　裕
- 地球環境報告Ⅱ　石　弘之
- 地球温暖化を防ぐ　佐和隆光
- 地球環境問題とは何か　米本昌平
- 地球環境報告　石　弘之
- 国土の変貌と水害　高橋　裕
- 水俣病　原田正純

情報・メディア

- K-POP　新感覚のメディア　金　成玟
- メディア不信　何が問われているのか　林　香里
- グローバル・ジャーナリズム　澤　康臣
- キャスターという仕事　国谷裕子
- 読んじゃいなよ！　高橋源一郎編
- 読書と日本人　津野海太郎
- スポーツアナウンサー　実況の真髄　山本　浩
- 戦争と検閲　石川達三を読み直す　河原理子
- NHK〔新版〕　松田　浩
- 震災と情報　徳田雄洋
- メディアと日本人　橋元良明
- 本は、これから　池澤夏樹編
- デジタル社会はなぜ生きにくいか　徳田雄洋
- ジャーナリズムの可能性　原　寿雄
- ITリスクの考え方　佐々木良一
- ユビキタスとは何か　坂村　健
- ウェブ社会をどう生きるか　西垣　通
- 報道被害　梓澤和幸
- メディア社会　佐藤卓己
- 現代の戦争報道　門奈直樹
- 未来をつくる図書館　菅谷明子
- メディア・リテラシー　菅谷明子
- 職業としての編集者　吉野源三郎
- 本の中の世界　湯川秀樹
- 私の読書法　大内兵衛・茅　誠司

岩波新書より

哲学・思想

ルイ・アルチュセール	市田良彦
異端の時代	森本あんり
ジョン・ロック	加藤節
インド哲学10講	赤松明彦
マルクス 資本論の哲学	熊野純彦
トマス・アクィナス 理性と神秘	山本芳久
生と死のことば 中国の名言を読む	川合康三
アウグスティヌス 「心」の哲学者	出村和彦
日本文化をよむ 5つのキーワード	藤田正勝
矢内原忠雄 戦争と知識人の使命	赤江達也
中国近代の思想文化史	坂元ひろ子
憲法の無意識	柄谷行人
ホッブズ リヴァイアサンの哲学者	田中浩
プラトンとの哲学 対話篇をよむ	納富信留
〈運ぶヒト〉の人類学	川田順造
哲学の使い方	鷲田清一
ヘーゲルとその時代	権左武志
柳宗悦	中見真理
人類哲学序説	梅原猛
加藤周一	海老坂武
哲学のヒント	藤田正勝
空海と日本思想	篠原資明
論語入門	井波律子
トクヴィル 現代へのまなざし	富永茂樹
和辻哲郎	熊野純彦
現代思想の断層	徳永恂
宮本武蔵	魚住孝至
西田幾多郎	藤田正勝
丸山眞男	苅部直
西洋哲学史 近代から現代へ	熊野純彦
西洋哲学史 古代から中世へ	熊野純彦
世界共和国へ	柄谷行人
悪について	中島義道
偶然性と運命	木田元
近代の労働観	今村仁司
プラトンの哲学	藤沢令夫
術語集 Ⅱ	中村雄二郎
マックス・ヴェーバー入門	山之内靖
ハイデガーの思想	木田元
臨床の知とは何か	中村雄二郎
新哲学入門	廣松渉
「文明論之概略」を読む 上・中・下	丸山真男
術語集	中村雄二郎
死の思索	松浪信三郎
生きる場の哲学	花崎皋平
イスラーム哲学の原像	井筒俊彦
北米体験再考	鶴見俊輔
アフリカの神話的世界	山口昌男
孟子	金谷治
孔子	貝塚茂樹

岩波新書／最新刊から

1828
人生の1冊の絵本
柳田邦男 著
絵本を開くと幼き日の感性が、いきものの達の物語が、木々の記憶が、祈りの静寂がそこにある。一五〇冊の絵本を紹介し、魅力を綴る。

1806
草原の制覇 大モンゴルまで
シリーズ 中国の歴史③
古松崇志 著
五胡十六国の戦乱から大元ウルスの統一まで、騎馬軍団が疾駆し、隊商が行き交う、広大なユーラシア東方を舞台に展開する興亡史。

1814
大岡信『**折々のうた**』**選**
短歌(二)
水原紫苑 編
恋のあわれを尽くす果てに、人生のうたが生まれる。逢瀬、歌合、歌会、さまざまな時と場で詠まれた恋と人生のうたを精選。

1829
教育は何を評価してきたのか
本田由紀 著
なぜ日本はこんなに息苦しいのか。能力・資質・態度という言葉に注目して戦前から現在までの教育言説を分析。変革への道筋を示す。

1815
大岡信『**折々のうた**』**選**
詩と歌謡
蜂飼耳 編
「うたげ」に合す意志と「孤心」に還る意志と。二つの意志のせめぎ合いの中から生まれる、豊饒なる詩歌の世界へと誘う。

1830
世界経済図説 第四版
宮崎勇・田谷禎三 著
見開きの本文と図で世界経済のファンダメンタルズが一目でわかる定番書。新型コロナで激変する世界経済はどうなる？

1831
5G 次世代移動通信規格の可能性
森川博之 著
その技術的特徴・潜在力は。私たちの生活や産業に何をもたらすか。米中の覇権争いの深層に何があるのか。さまざまな疑問に答える。

1832
「勤労青年」の教養文化史
福間良明 著
読書や勉学を通じて人格陶冶をめざすという若者たちの価値観は、いつ、なぜ消失したのか。格差と教養の複雑な力学を解明する。

(2020. 5)